목, 디스크 정복

목 디스크 환자도 해야 하는
목·어깨 강화 운동

목 디스크 정복
목 디스크 환자도 해야 하는 목·어깨 강화 운동

2016년 10월 5일 초판 1쇄 발행
2023년 12월 28일 초판 3쇄 발행

저자 | 고도일
발행자 | 박흥주
발행처 | 도서출판 푸른솔
편집부 | 715-2493
영업부 | 704-2571
팩스 | 3273-4649
디자인 | 여백 커뮤니케이션
주소 | 서울시 마포구 삼개로 20(도화동) 근신빌딩 별관 302
등록번호 | 제 1-825

값 | 15,000원

ISBN 978-89-93596-68-7 (93510)

2

고도일의
평생 척추·관절
건강 프로젝트

목, 디스크 정복

목 디스크 환자도 해야 하는 목·어깨 강화 운동

신경외과 전문의 · 의학박사 **고도일** 지음

푸른솔

차례

제10장
증상별 자가 치료 운동

프롤로그

청춘도 퇴행하게 만드는

신종 생활습관병

평균 수명이 연장되고 백세 시대가 도래하였다고 했을 때 나는 가장 먼저 오래 사는 것, 즉 장수의 의미에 집중했다. 유한한 생에서 하루라도 더 살게 되었다는 것은 '생존'이라는 의미로 장수나 마지막까지 건강을 유지하며 활기차게 생활할 수 있는 삶 중 한 가지를 택해야 하는 것이기 때문이다.

오래 사는 것은 누구나 바라지만 나이가 들수록 노화로 인한 퇴행성 질환들로 고생하며 사는 것을 원하는 사람은 없다. 아직까지 현대 의학은 노화를 막을 수 없지만, 퇴행을 늦출 수는 있다는 점에서 '고도일의 평생 척추·관절 건강 프로젝트' 시리즈가 탄생하게 되었다.

몇 년 동안 임상과 연구를 하다가 나는 흥미로운 사실을 발견했다. 처음에는 척추·관절이라는 특수성으로 장수 시대에 맞춰 연구를 진행했는데, 환자의 연령대가 점점 낮아지고 있었다. 적용 환자군이 50대 이상에서 20~30대 이상으로 넓어진 것이다.

노화와 퇴행이 주된 원인이던 척추·관절 질환의 환자 연령이 낮아지고 있는 이유는 우리 생활에서 없어서는 안 될 컴퓨터와 스마트 폰 때문이다. 컴퓨터나 스마트 폰처럼 우리 일상생활에서 뗄 수 없는 기기의 사용에 따른 사소한 습관이 병으로 이어져 신종 생활습관병이 탄생했다.

따라서 노화 때문이 아니라 생활습관으로 퇴행돼 너무 일찍 척추·관절 질환을 겪게 된 젊은층에도 적용할 수 있도록 프로젝트의 전환이 필요했다. 특히 목, 경추 부분은 젊은층 환자의 확산이 가장 눈에 띄는 분야여서 젊은 환자들을 대상으로 임상 결과를 도출하는 데 많은 공을 들였다.

'고도일의 평생 척추·관절 건강 프로젝트' 시리즈의 모든 내용은 시간이 걸리더라도 자신의 노력을 기울여 차근차근 얻을 수 있는 근본적인 치유책이다. 그러므로 초기부터 말기까지 질환을 앓고 있는 환자들은 물론 아직 건강한 척추·관절을 가진 사람들도 시행하면 반드시 질환을 정복할 수 있고 퇴행도 늦출 수 있다.

이 책에서 말하는 목 디스크 치료의 핵심은 목 디스크 손상 없이 목의 전면 굴근을 강화시키고 흉추를 교정하여 경추의 전만을 만드는 것이다.

이 책을 마감하면서 나는 독자들에게 꼭 부탁하고 싶은 한마디가 있다. 모든 질환이라고 장담할 수는 없지만, 최소한 '고도일의 평생 척추·관절 건강 프로젝트' 시리즈는 꾸준히 시행하면 반드시 질환 정복의 꿈을 이룰 수 있다. 그러나 명심해야 할 것은 모든 근원적인 치료는 스스로에게서 나오고 이것을 이루기 위해서는 어느 정도의 노력과 시간이 필요하다는 것이다.

이 책이 만들어지기까지 도움을 준 강준한 교수님, 김항진 원장님, 권혁진 원장님, 박찬미 작가, 송지환 트레이너, 문재민 도수치료실장, 윤자영 일러스트레이터, 신미식 사진작가님, 여백 커뮤니케이션의 정용기 대표님, 푸른솔 출판사 박흥주 대표님 등 여러분께 감사드린다. 그리고 늘 바쁜 남편을 이해해주고 내조해준 아내에게 고마운 마음을 표한다.

2016년 8월 **고도일**

제1장
목 알면 건강 지킨다

1. 머리를 지탱하는 C 커브: 경추

아기가 태어나 몸을 뒤집어 엎드리면서 목을 쳐드는 과정에서 목뼈인 경추에서는 C자형 커브가 형성된다. 엎드릴 수 있는 아기는 팔과 다리의 힘을 이용해 기게 되는데, 이때 배의 무게 때문에 허리뼈인 요추 역시 앞으로 휘는 C자형 전만 커브를 이룬다. 즉 우리가 직립을 하여 걷기 시작하는 걸음마 단계 전 성장 과정에서 인체의 척추는 S자형 만곡의 척추 구도를 형성하게 되는 것이다.

이렇게 형성된 우리의 척추는 목 척추인 경추 7개, 등 척추인 흉추 12개, 허리 척추인 요추 5개, 엉치뼈인 천추와 꼬리뼈인 미추로 구성되어 있다. 각 척추의 마디와 마디 사이에는 추간판이라는 디스크가 존재해 척추가 제자리를 벗어나지 않도록 하거나 하중이나 충격을 흡수하는 역할을 한다.

그림 1-1. 척추의 부위와 만곡(우측 모습)

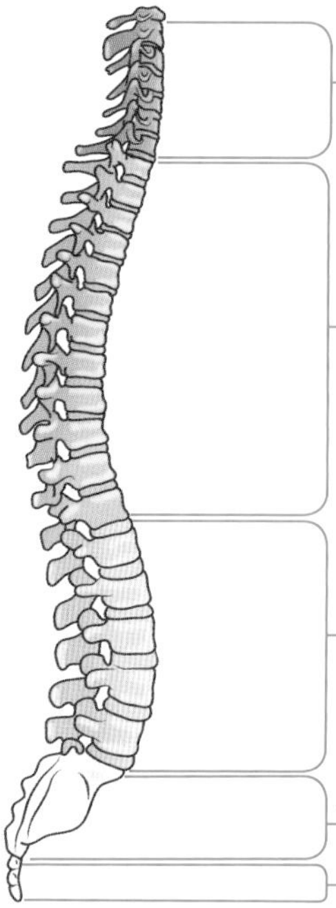

이 중 7개의 척추로 이루어진 경추의 경우에 1번과 2번에는 디스크가 존재하지 않는다. 나머지 3번에서 7번까지는 다른 척추와 마찬가지로 디스크가 존재하지만 특성상 척추뼈 크기와 디스크가 다른 척추에 비해 작고 특히 디스크의 두께도 다른 척추 디스크의 3분의 1 정도이다.

1번 경추를 환추라고 하는데, 몸통이 없이 둥근 고리 모양의 뼈 양쪽에 2개의 편편한 면이 있어 두개골을 받치고 있다. 이 모양이 마치 그리스 로마 신화에 어깨로 지구를 떠받치고 있는 아틀라스와 비슷하다 하여 아틀라스(atlas)라고도 부른다. 우리가 고개를 끄덕일 때 두개골은 환추에서 마치 흔들바위처럼 흔들리는 것이다.

2번 경추인 축추에는 큰 이빨 같이 생긴 치아돌기가 있어 1번 경추의 고리

안에 붙어 머리를 좌우로 돌릴 때 회전할 수 있도록 도와준다. 이처럼 환추와 축추는 두개골을 떠받치고 움직임이 자유롭도록 변형돼 있다.

경추 앞쪽으로는 심장박동 · 호흡 · 소화 기능을 소설하는 자율신경이, 양쪽으로는 대뇌에 혈액을 공급하는 동맥이 지나간다. 또한 경추 속에 있는 척수에서는 뇌에서 사지로 신경전달을 하는 운동신경, 사지와 몸통 각 기관에서 뇌로 신경전달을 하는 감각신경이 지나간다. 그래서 외부 충격이나 디스크 탈출 등으로 척수신경이 다치거나 눌리면 사지마비나 각종 통증이 유발된다.

경추가 C 커브를 이루는 이유는 머리의 무게가 전부 경추나 경추 사이의 디스크로 전달되지 않고 일부는 목 뒤 근육 쪽으로 분산될 수 있도록 해 경추, 디스크와 목 관절을 보호하기 위함이다. 가장 이상적인 목의 각도는 35~40도이며, 이 각도를 유지해야 척추가 원활한 힘의 분배를 받을 수 있다.

2. 목 주위 근육과 인대의 중요성

우리 몸의 척추 주위에는 크고 작은 근육과 인대들이 존재한다. 목과 어깨의 주위에도 20개가 넘는 크고 작은 근육과 인대들이 존재해 머리를 바르게 세워주고 경추가 흔들리지 않도록 잡아준다. 머리와 목이 원활하게 움직일 수 있는 것은 목 주위 근육 때문이다.

특히 목은 구조상 앞보다 뒤에 근육이 많고 힘의 차이도 커서 머리를 앞으로 숙이는 것보다 뒤로 젖히는 운동이 더 쉽다. 고개를 숙이는 자세나 목이 앞으로 기우는 일자목이나 거북목이 목에 부담을 많이 주는 것은 이 같은 이유 때문이다.

목 주위 근육들은 어떤 근육이 손상을 받거나 긴장하느냐에 따라 다양한 증상이 나타난다. 일반적으로 나타나는 근육 이상 증상은 뒷목이 뻣뻣하고 움직임에 불편이 있거나 어깨나 팔, 등, 허리까지 당기고 결리는 것이다. 이는 근육세포가 경직되면서 모세혈관들이 좁아져 혈액순환 장애를 일으키기 때문이다. 가장 많이 나타나는 목 주위 근육 이상의 원인은 특정 자세의 반복이다.

예를 들어 머리를 한쪽으로만 반복적으로 기울이면 특정 근육이 긴장해 서서히 딱딱하게 뭉치는데, 이때 통증이 발생하는 것이다. 이러한 상태가 지속적이거나 습관적으로 이루어지면 경추의 정렬에 영향을 미치고 결국 정렬이 무너지면서 목 디스크와 같은 질환으로 발전할 수 있다.

근육은 뼈에 붙어 있으므로 근육이 긴장되면 뼈를 고르게 당기지 못하여 경추가 제자리를 이탈해 비뚤어지며, 이 비뚤어진 경추는 신경전달을 방해해 우리 몸의 유기적 관계가 깨지도록 한다. 목 주위의 근육을 강화하면 경추의 간격이 넓어져 바른 정렬 상태가 되고 통증도 잡을 수 있다.

뒤통수뼈부터 아래로는 등뼈, 옆으로는 어깨뼈인 견갑골까지 넓게 펼쳐진 승모근이 긴장되면 목뼈를 잡아당기는 효과가 있어 목뼈 주변의 인대나 건까지 영향을 미친다. 이러한 상태가 반복되면 디스크의 퇴행을 유발해 목 디스크로 발전할 수 있다. 한편 목이 앞으로 빠지는 일자목이나 거북목의 경우에 앞으로 빠진 머리를 지탱하기 위해 목과 어깨 사이의 승모근이 과도하게 발달하게 된다.

경추의 유연성에는 근육뿐만 아니라 인대도 많은 역할을 한다. 인대는 경추의 뼈와 뼈 사이를 단단하게 연결해 목이 안정성을 갖도록 해준다. 특히 목 뒤쪽 인대는 디스크의 수핵이 빠져나와 척수를 누르는 것을 막아주는 역할도 한다. 인대 역시 앞쪽은 약하지만 뒤쪽은 두껍고 넓으며 힘도 강하다.

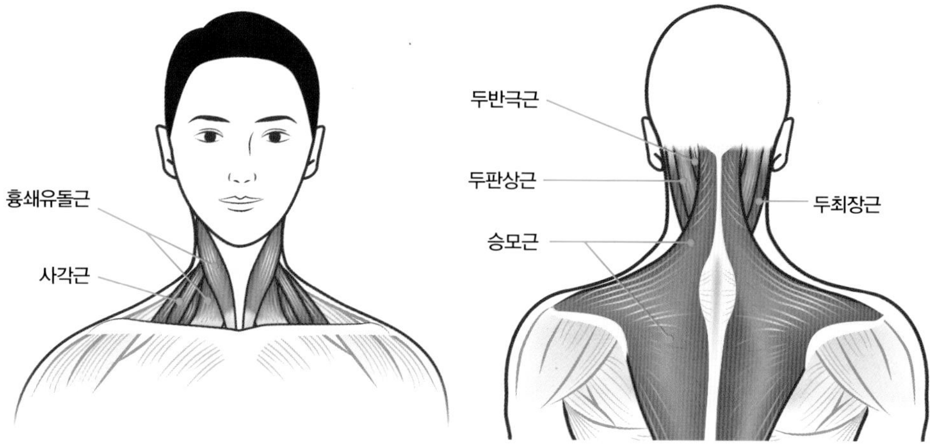

그림 1-2. **목의 주요 근육**

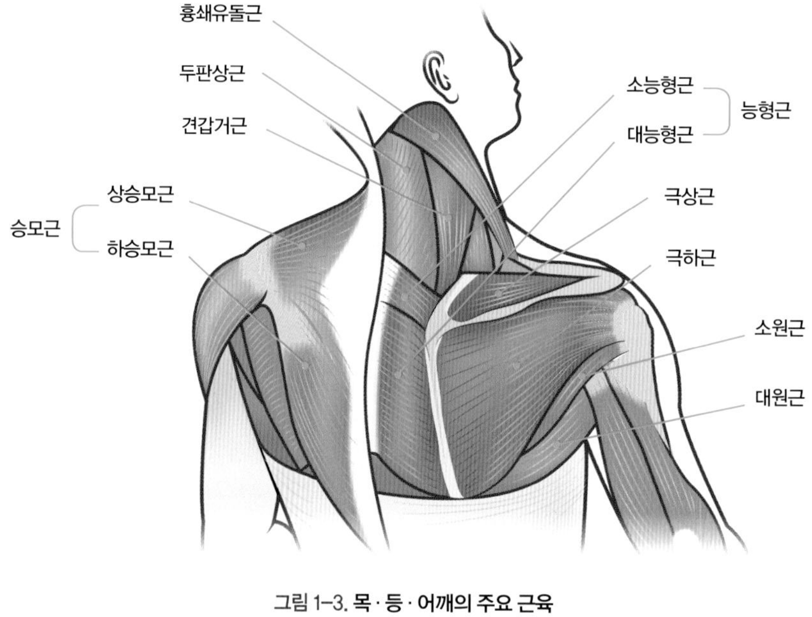

그림 1-3. **목 · 등 · 어깨의 주요 근육**

3. 컴퓨터와 스마트 폰의 역기능: 경추 질환

우리의 일상을 돌아보면 고개를 숙이지 않고 하는 일을 찾기란 쉽지 않다. 사무직 직장인들은 하루 종일 컴퓨터 모니터에 시선을 집중하고 키보드를 두드리거나 마우스로 일을 한다. 뿐만 아니라 어린이부터 어른에 이르기까지 거의 모든 사람들이 스마트 폰을 들여다보며 검색을 하고 이메일을 체크하며 영화를 보고 게임을 한다. 자연스레 일상에서 우리는 거의 고개를 숙이고 지내는 것이다.

기존에는 경추 질환의 대부분이 노화에 따른 퇴행에 기인하는 목 디스크였으며, 주 연령층도 40~50대 이상의 중장년층과 노년층이었다. 하지만 컴퓨터가 생활화되면서 목 디스크의 발생 연령은 점차 내려가기 시작했고 최근에는 스마트 폰의 생활화와 맞물려 목 디스크를 포함한 경추 질환을 호소하는 연령층이 청소년까지 낮아지고 있는 추세이다.

스마트 폰은 24시간 우리 곁을 지키며 개개인에게 가장 최적화된 콘텐츠는 물론 서비스를 제공하는 장점이 있다. 실제 스마트 폰을 제대로 활용한다면 업무의 효율성과 생산성도 배가시킬 수 있고 시간도 절약할 수 있는 등 웬만한 일상생활을 쉽게 영위할 수 있어 편의성이 높다.

이와 같은 이점 때문에 아무리 의사들이 스마트 폰이 당신의 건강을 해친다고 경고를 쏟아내도 손에서 스마트 폰을 놓지 못하는 것이다. 하지만 이러한 편의성에는 반드시 역기능이 있기 마련이다. 스마트 폰 자체의 역기능은 물론 점차 우리의 건강이 편리함에 함몰돼 나빠지고 있는 것이다.

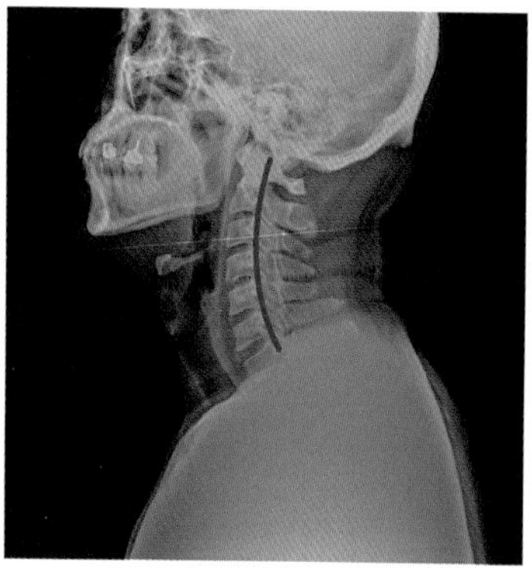

사진 1-1. 정상적인 C자형 경추

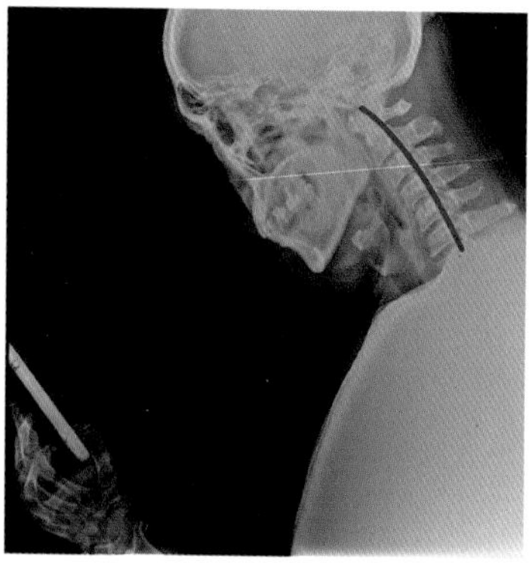

사진 1-2. 스마트 폰 볼 때의 숙여진 거북목

사실 고정된 자세로 장시간 앉아서 근무하는 사람들의 대부분은 목, 어깨, 손목 통증에 시달린다. 역설적이지만 같은 사무실에서 대부분이 저마다의 통증을 호소하니 자신이 아픈 것도 대수롭지 않게 여기게 된다. 일의 특성상 어쩔 수 없지 않겠냐고 생각하는 것이다. 그러는 사이 우리의 척추는 점점 퇴행하고 깊은 질환의 늪으로 한걸음씩 걸어 들어가는 악순환이 반복된다.

이렇게 경추에 발생할 수 있는 흔한 질환 중의 하나가 경추염좌이다. 경추염좌는 외상이나 디스크 탈출로 인한 질환이 아니라 경추를 지지해주는 주위의 근육이나 인대 등에 문제가 생기는 것이다. 즉 근육이나 인대가 과도하게 긴장되거나 외부의 충격에 의해 근육이나 인대가 파열되어 발생한다.

염좌는 뼈 주위의 근육이나 인대 등이 과도한 긴장 상태로 뭉치거나 외부의 충격으로 손상되어 통증이 생기는 증상을 말한다. 대개 충돌에 의한 스포츠 손상이나 교통사고 등에 따른 편타 손상을 말하지만, 최근에는 장시간 동일한 자세를 유지하거나 잠을 자는 경우에 목이 안 돌아가면서 통증이 나타나는 만성 경추염좌 환자들이 많다.

경추염좌의 증상은 머리에서 양쪽 승모근 주변까지 내려오는 통증이 대표적이다. 경우에 따라 목을 움직이면 통증이 악화되고 경추 주변 근육이 단단하고 수축된 느낌이 든다. 목 통증과 함께 머리 뒤쪽의 통증이 동반될 수 있으며, 이로 인해 잠을 이루기 힘들고 집중력이 떨어지기도 한다.

다음은 경추의 디스크 탈출에 의한 목 디스크이다. 목 디스크의 가장 근본적인 원인은 퇴행성, 즉 노화에 따른 것이다. 하지만 이러한 퇴행을 가속화하는 것은 생활 속에서 잘못된 습관이나 자세이다. 이밖에 외상, 스트레스, 흡연 등 다양한 원인이 거론되고 있다.

최근에는 태블릿PC나 스마트 폰의 사용에 따른 잘못된 자세의 누적이 목 디스크의 원인 중 가장 많이 지적되고 있다. 미국 뉴욕주립의대의 조사 결과를 보면 사람들이 신문을 볼 때에는 신문과 눈 사이의 거리가 평균 40cm, 스마트 폰 문자 메시지를 주고받을 때에는 35cm, 스마트 폰으로 웹 검색을 할 때에는 31cm라고 한다.

이와 같은 결과를 보면 신문이나 책보다 스마트 폰 메시지의 글자 크기가 더 작고 웹 페이지의 글씨가 그보다 더 작다는 것을 알 수 있다. 글자가 작을수록 우리는 고개를 더 숙이게 된다. 일반적으로 머리가 앞으로 1cm 숙여질 때마다 목에 실리는 하중은 2~3kg 가량 증가한다. 이러한 현상을 무시하고 자세를 반복하면 C자형 커브인 우리의 경추는 점차 일자에서 역C자로 변형되고 경추는 물론 디스크에 퇴행과 돌출을 가져온다.

사실 경추는 다른 척추에 비해 쉽게 손상되고 질환으로 빠르게 발전한다. 이는 경추가 다른 척추에 비해 유연하기도 하지만 경추 디스크가 다른 척추 디스크에 비해 작고 얇기 때문이기도 하다. 게다가 경추에 안정성과 유연성을 부여하는 근육이나 인대가 다른 부위의 근육과 인대에 비해 강하지 못한 것도 있다.

또한 경추는 신경이 지나가는 척추관이 매우 협소해 디스크가 조금이라도 튀어나오면 팔 저림이 생기고 더 심해지면 마치 중풍 증상처럼 사지마비가 오기도 한다. 그런데 목을 움직이는 범위는 매우 넓어 잘못된 자세의 반복이나 작은 충격에도 목 디스크가 쉽게 밀려나올 위험성이 높다.

목 디스크의 가장 대표적인 증상은 목 통증이다. 목뿐만 아니라 어깨로 이어지는 근육을 포함하여 견갑골 내측 통증까지 다양하게 나타나며, 심할 경우에 귀 뒤쪽의 두통까지 올 수 있다. 허리 디스크가 다리까지 방사통이 있듯이 목 디스크 역시 팔까지 통증이나 저림 증상이 나타난다.

목 디스크가 심하게 돌출되어 신경 압박이 심하면 손의 세밀한 운동에 장애가 생겨 젓가락질이 힘들거나 단추를 채우기도 힘든 척수증이 발생할 수도 있다. 목 디스크는 이와 같이 더 큰 질환으로 발전해 운동장애까지 초래할 수 있으므로 작은 증상도 가볍게 여기지 말고 초기에 정확한 진단으로 치료방법을 찾는 것이 바람직하다.

◆목 디스크 자가 진단법

▶ 목의 운동범위를 확인한다.

고개를 앞으로 숙이려고 할 때 잘 숙여지지 않거나 뒷목이 심하게 당기는 경우, 반대로 고개를 뒤로 젖힐 때 어깨, 팔과 손이 저린 경우에 목 디스크를 의심해볼 수 있다.

▶ 두통이 있는지 관찰한다.

뒷머리가 아프면서 항상 무겁게 느껴지는지 확인한다. 만성두통 때문에 뇌 검사를 받았지만 CT나 MRI 상에서 아무 이상이 발견되지 않은 경우, 책을 읽을 때 10분 이상 고개를 숙이고 있으면 머리가 무거워져서 고개를 들기 어려운 경우에 목 디스크의 퇴행성에 의해서 충격흡수기능이 떨어진 징후일 수 있다.

▶ **어깨와 팔의 통증을 확인한다.**

목 디스크 환자는 의외로 목보다 어깨나 팔이 더 저리고 아픈 경우가 많다. 따라서 아침에 자고 일어나도 늘 피곤하고 어깨가 무겁거나 어깻죽지가 자주 아파도 목 디스크일 가능성이 있다. 상태가 심하면 팔에 힘이 없으면서 감각이 둔해지고 다리에도 힘이 빠져 중풍과 유사한 증상을 보이기도 한다.

▶ **얼굴의 이상 여부를 확인한다.**

경추 부위의 신경이 눌리면 얼굴 쪽에도 이상이 나타날 수 있다. 뇌나 눈에는 아무 이상이 없는데 눈이 빠질듯 아프면서 얼굴 감각이 둔해지는 경우, 턱관절에는 이상이 없다는 진단을 받았는데 턱관절이 계속 아플 경우에도 목에 이상이 있는지 확인해보는 것이 좋다.

4. 신종 생활습관병: 일자목, 거북목(자라목)

일자목과 거북목은 컴퓨터, 스마트 폰 등 현재의 발전된 문명과 기술이 초래한 대표적인 체형 변형 질환이다. 체형 변형은 대개 후천적으로 잘못된 자세와 습관에서 비롯된다. 대개 두 질환을 동일시하는 경향이 있지만 변형의 형태와 증상에서 약간의 차이를 보인다.

우리의 몸은 옆에서 볼 때 정상적이라면 귀가 어깨의 중심에 위치해 있다. 이것이 경추가 가장 알맞은 C자형 커브를 유지하고 있는 상태이다. 그런데 귀의 구멍이 어깨 중심에서 약간 앞쪽으로 나와 있다면 거북목이라고 할 수 있다. 이보다 더 많이 나올 뿐만 아니라 등 상부가 둥글게 되어 등이 구부정하게 되는 자세를 동반하면서 경추의 C 커브가 감소하여 일자 형태로 수직을 이루는 것을 일자목이라고 하며, 심하게는 역C자 커브 형태를 보이기도 한다.

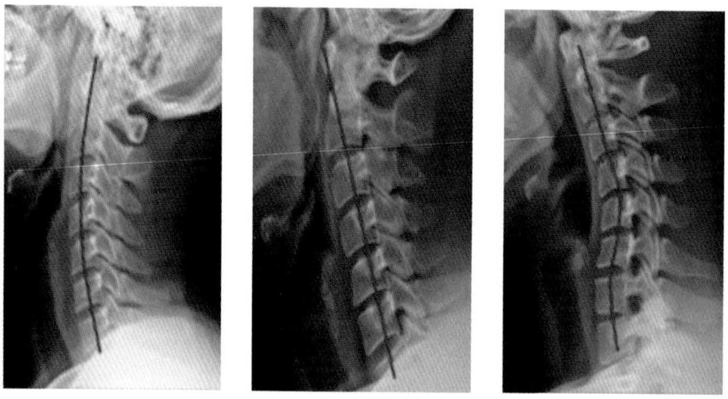

정상적인 C자 형태
(정상적인 전만증 상태)

일자목

역C자 형태
(경추후만증)

사진 1-3. 경추 형태

경추에서 근육, 인대 등도 중요하지만 C 커브가 더욱 중요한 것은 머리의 무게를 경추나 디스크로 전부 전달하지 않고 일부는 목 뒤 근육 쪽으로 분산시켜 경추는 물론 디스크와 목 관절을 보호하기 때문이다. 그런데 이 C 커브가 깨진다는 것은 경추나 디스크에 엄청난 과부하가 생긴다는 것이다.

때문에 바르지 못한 자세로 장시간 고개를 숙이게 되면 목 뒤편에서 경추의 C 커브를 유지하기 위해 수축해 있던 근육이 늘어나면서 점점 수축성이 떨어진다. 이때 늘어난 뒷목 근육들은 머리를 붙잡을 힘이 부족해 어깨 근육까지 같이 사용하는데, 결과적으로 이러한 악순환은 목과 어깨 통증은 물론 긴장성 두통까지 유발한다. 뿐만 아니라 앞으로 기우는 머리를 잡기 위해 목과 어깨 주위의 인대들까지 사용되어 디스크에 압박을 가하게 된다.

일자목과 거북목 상태를 방치하면 디스크가 지속적으로 압박을 받아 납작해져 목 디스크를 유발하고 연결된 흉추나 요추 등 다른 척추에까지 영향을 미쳐 허리 통증, 전신 체형의 변형, 나아가 퇴행성 무릎관절염 등을 조기에 일으킬 수 있다.

일자목이나 거북목의 증상은 일단 외형적인 변화이고, 다음은 목 근육과 근막의 다양한 통증, 두통, 시야 흐림, 어깨 통증, 팔 저림, 말초신경장애 외에도 안구건조증, 뇌의 인지 기능 이상까지 다양한 증상으로 발전한다.

일자목과 거북목의 가장 큰 원인은 잘못된 자세의 누적이다. 그 외에 교통사고로 인한 경추부 충격, 높은 베개 사용, 체중 과다, 휴대폰 등을 목에 걸고 다니는 습관 등이 있다. 잘못된 자세가 원인인 경우에 자세를 교정하면 된다고 생각하지만 자세는 곧 습관이기 때문에 교정이 쉬운 일은 아니다.

그래서 운동을 통해 교정이 쉽게 될 수 있는 환경을 만드는 것이 우선이다. 그렇다고 무조건 자세를 바로잡아 주는 운동을 하는 것은 악순환이 반복되는 결과를 가져올 수 있다. 신체 균형이 맞지 않은 상태에서 운동을 하면 오히려 그 상태에서 근육이 발달돼 불균형이 악화될 수 있기 때문이다. 그러므로 잘못된 균형을 잡아준 후 그에 맞는 운동을 하는 것이 중요하다.

5. 목과 두통은 어떤 관계일까?

사람의 뇌는 통증을 느끼지 못한다. 그럼에도 두통을 느끼는 이유는 무엇일까? 가장 먼저 머리뼈인 두개골 속의 혈관이나 뇌를 감싸는 막이 통증을 느끼기 때문이다. 다음은 두개골을 감싸는 두피의 혈관과 근육이 통증을 느끼거나 얼굴, 코, 입, 목, 귀와 같은 부위의 신경이 통증을 느끼기 때문이다.

두통은 일생에 한 번은 누구나 겪을 수 있는 흔한 증상이지만 만성두통으로 진행되거나 뇌졸중, 뇌암, 뇌염, 외상 등의 신호일 수 있으므로 가볍게 여겨서는 안 된다. 질환의 전조 증상으로 나타나는 두통이 아닌 일반적인 두통은 대개 스트레스, 불면 외에도 잘못된 자세의 지속에 따른 목 주변 근육들의 긴장에 기인되기도 한다.

두통은 뇌종양, 뇌출혈 등 질환에 따른 이차성 두통, 피로, 스트레스, 경추 이상 등의 원인으로 유발되는 긴장성 두통, 맥박이 뛰듯 욱신거리는 통증이 머리 한쪽에 나타나는 편두통 등의 일차성 두통으로 나뉜다. 특히 현대인들에게 유발되는 두통 중 목 디스크로 생긴 경추성 두통은 주목할 만하다.

두통이 수년 동안 지속되는 만성두통 환자들 중에는 다양한 검사를 시행해도 특이 소견이 없는 경우에 목 디스크 등 경추 질환에 따른 경추성 두통을 의심할 수 있다. 실제로 우리 병원에서 항상 시행하고 있는 임상통계에서 나타난 결과를 보면, 이미 5년 전인 2011년에 전체 목 디스크 환자 중 두통으로 고생하는 환자는 36%이었고 그 수치는 해마다 조금씩 상승하고 있다. 이는 그만큼 경추 질환을 앓는 환자의 수가 증가하고 있다는 것을 반증하는 결과이다.

경추성 두통은 특히 경추 중 2번 신경이 경추 근육 강직 등에 의해 자극을 받으면서 두통을 일으키는 것이다. 잦은 빈도로 두통이 일어나고 이것이 만성적으로 지속될 경우에는 목 디스크 외 경추성 질환을 진단받아 보는 것이 바람직하다.

6. 어깨 통증은 어디가 문제일까?

우리 몸의 운동이나 감각 조절은 뇌에서 시작해 척추를 통해 사지로 연결되는 척추신경에 의해 이루어진다. 감각신경은 이 반대의 경로를 가진다. 이런 신경 경로 중 어느 분위에서든 문제가 생기면 발생 부위뿐만 아니라 그 신경이 지배하는 전체 영역에도 문제가 생긴다.

어깨 통증의 원인은 크게 두 부위로 나눌 수 있는데, 경추와 어깨관절이다. 어깨에 통증이 있는 경우에 팔을 어깨 위로 올리면 올릴수록 통증이 심하면 어깨관절의 문제이다. 팔의 움직임과는 상관없이 어깨의 통증이 지속된다면 어깨관절 외의 문제일 가능성이 높다.

또한 누웠을 때 통증이 심하면 어깨관절의 문제이고 오히려 누운 상태에서 통증이 덜하다면 경추에 따른 문제이다. 누운 자세에서는 어깨관절의 간격이 좁아져 문제 부위를 압박하기 때문에 통증이 심해진다. 반면 경추의 문제라면 누운 상태에서는 경추의 간격이 넓어지면서 신경 압박이 덜해져 통증이 줄어든다.

팔을 움직이는 것에는 문제가 없지만 목을 돌릴 때 통증이 심하거나 줄어든다면 경추의 문제에 따른 어깨 통증으로 볼 수 있다. 목 디스크가 유발된 경우에는 목을 뒤로 젖힌 상태에서 고개를 좌우로 돌리면 경추 사이에서 밀려난 디스크가 신경을 압박해 어깨나 심지어 팔까지도 통증이 이어진다.

7. 목 건강은 자세만 고쳐도 지킬 수 있다

우리 몸의 척추는 S자 만곡 상태가 가장 이상적인 형태이다. 이대로 척추를 유지하기 위해서는 바른 자세가 중요하다. 알게 모르게 우리가 일상에서 취하는 나쁜 자세는 비뚤어진 골반, 일자목이나 거북목을 만드는 등 몸의 균형을 무너뜨린다. 즉 척추의 균형이 무너지는 것이다.

척추의 균형이 무너지면 척추를 잡아 안정성과 운동성을 원활하게 해주는 근육이나 인대 등의 변형을 일으키고 그에 따라 혈액순환이 제대로 되지 않게 된다. 이런 상태가 지속되면 체형의 변형을 일으키는 것은 물론 요통, 두통, 관절통 등 통증과 함께 집중력 저하 등 전신 건강에까지 영향을 미친다. 노화가 진행될수록 이런 증상들이 커져 각종 퇴행성 질환의 시기를 앞당기게 된다.

일상생활에서 가장 문제로 지적되고 있는 자세는 구부정하게 앉거나 고개를 오래 숙이는 습관, 다리를 꼬고 앉는 습관, 한쪽으로만 가방을 메는 습관 등이다. 특히 목 건강을 위해서는 스마트 폰이나 컴퓨터의 사용에 따라 고개를 숙이거나 앞으로 빼는 자세를 경계하는 것이 좋다.

불균형한 자세를 지속하면 일단 척추 주위의 근육이 불균형하게 발달하거나 인대와 함께 늘어나고 결과적으로 척추를 바로잡아 주지 못하므로 목, 어깨, 허리, 무릎 등의 통증이 유발된다. 뿐만 아니라 자세의 불균형은 전신에 영향을 미쳐 만성피로가 생기고 집중력이 저하돼 학습이나 업무 능력이 떨어지기도 한다.

치료방법은 바른 자세를 유지하는 것이지만 습관화된 자세를 단시일 내에 바로잡는 것은 쉬운 일이 아니다. 일단 몸 전체에서 어느 부분의 균형이 무너졌는지를 정확하게 진단받은 후 그에 맞는 교정을 통해 균형을 맞추는 것이 필요하다.

아무리 바른 자세라도 1시간 이상 같은 자세를 유지하는 것은 오히려 좋지 않다. 근육이 긴장돼 혈액순환을 방해하고 피로도가 쌓이기 때문이다. 그러므로 매 시간마다 긴장된 몸의 근육과 관절을 풀어주는 스트레칭을 틈틈이 해주는 것이 신체 균형을 바로잡고 유지하는 데 도움이 된다.

일상에서 자신의 체형 변형을 알아볼 수 있는 방법이 있다. 바지나 치마를 입었을 때 돌아가거나 벨트가 걸리는 골반의 좌우 높이가 다른 경우, 바짓단이 어느 한쪽으로만 닳기도 하고 신발 역시 체중의 치우침으로 한쪽 뒤축이 더 닮는 경우에는 나쁜 자세의 반복으로 골반에 변형이 생겼기 때문이다.

이와 같이 바르지 못한 자세의 습관화로 나타나는 체형의 불균형도 있지만, 신체의 골격 구조 자체에 기능적 이상이 발생해 체형에 변화를 일으키는 경우와 근육의 불균형에 그 원인이 있는 경우가 있다.

▶ 평발로 인한 자세 변형

발바닥의 내측에 있는 아치가 무너지면 하지가 틀어지기 시작하는데, 그 영향이 신체의 상부로 전달되어 머리에까지 미치게 된다. 예를 들어 체중이 실릴 때 발의 내측 아치가 무너지는 기능성 평발인 경우에 다리의 회전을 일으켜 골반도 틀어지면서 몸이 한쪽으로 기울어지는 비대칭의 자세가 발생하게 된다.

이 자세에서 좀 더 진행되면 등이 후방으로 불룩하게 튀어나오고 머리는 전방으로 돌출되는 거북목이 되는 것이다. 우리의 몸은 유기적으로 서로 연결되어 있어 어느 한 부위에 문제가 발생하면 다른 부위에도 영향을 미치기 때문이다. 집의 주춧돌이 한쪽에서 내려앉으면 집의 기둥이 비틀어지면서 그쪽으로 기우는 것과 같은 이치로 보면 된다.

▶ 근육의 불균형으로 인한 자세 변형

비정상적인 자세에서는 골격의 부정렬 상태가 근육에 문제를 야기하는 경우도 있지만, 근육의 불균형이 자세 이상을 일으키는 경우도 있다. 근육이 불균형하면 관절의 정렬이 바뀌고 근막의 형태도 변형된다. 결과적으로 근육과 건의 기능이 저하되어 다른 정상 근육들까지 변형시키고 약화시켜 자세를 나쁘게 만드는 것이다.

예를 들어 운전을 장시간 하는 사람은 오른발을 많이 사용하게 되므로 골반이 변형되었을 가능성이 높다. 장시간 컴퓨터로 업무를 보는 경우에는 어깨가 움츠러들거나 일자목 또는 거북목이 되는 경우가 많다. 가방을 한쪽으로만 메고 다니는 사람은 가방을 메지 않은 상태에서도 한쪽 어깨가 내려와 있기도 한다.

제2장
호흡 운동

상하 호흡 평가

평가 1: 자가평가 방법

환자는 한 손은 상부 복부에, 다른 한 손은 상부 가슴에 올려놓는다. 흡기 시 가슴 쪽 손이 복부 쪽 손보다 먼저 움직이고(위쪽으로) 더 움직이면 호흡 양상에 기능 이상이 있음을 의미한다.

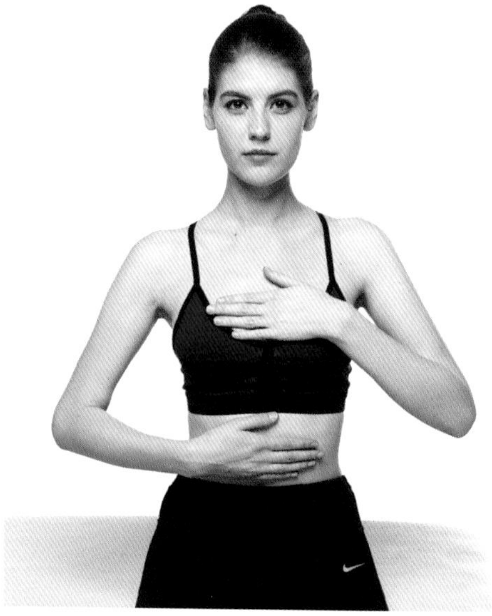

평가 2: 보조자가 하는 평가 방법

치료사는 양손을 환자의 상승모근에 위치시킨다. 흡기 시 양손이 천정 쪽으로 움직이면 보조 호흡 근육이 과다하게 작용하고 있고 단축된 상태임을 의미한다. 이는 만성 통증의 근원이 되는 '상하 호흡'이다.

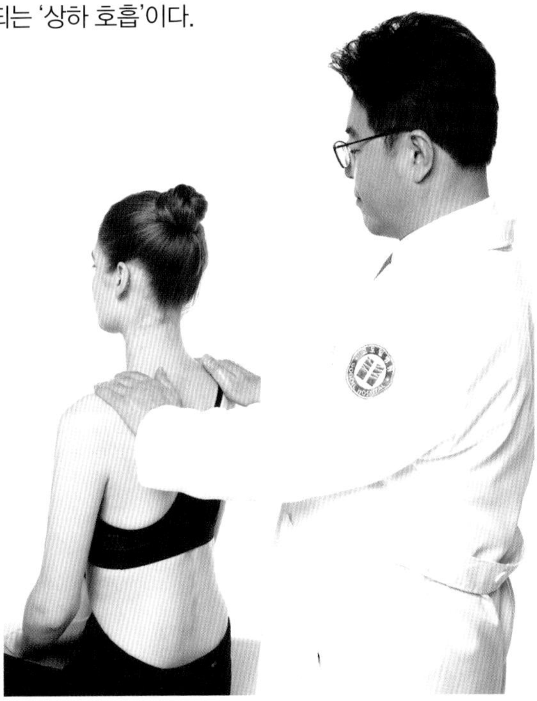

상하 호흡 교정 훈련

01. 시작자세

양팔을 몸 옆에 나란히 둔 채 바로 선 자세나 의자에 앉은 자세를 취한다.

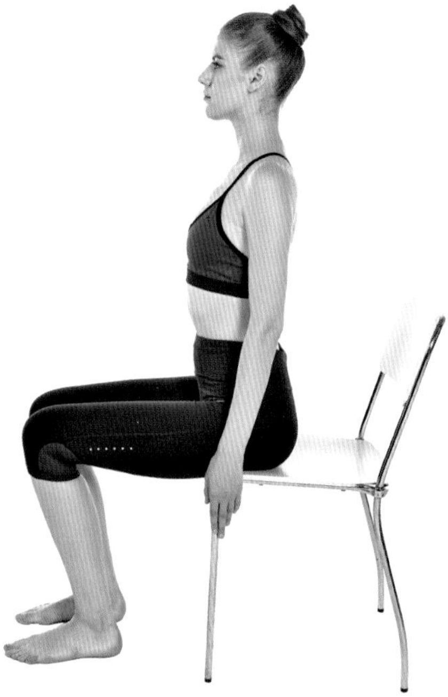

02. 동작

숨을 들이쉴 때 턱을 목 쪽으로 가볍게 당기고 양팔을 최대한으로 외회전시키면서 뒤로 바닥을 향해 아래로 힘껏 뻗어 내린다. 숨을 내쉬면서 양팔을 이완시킨다.

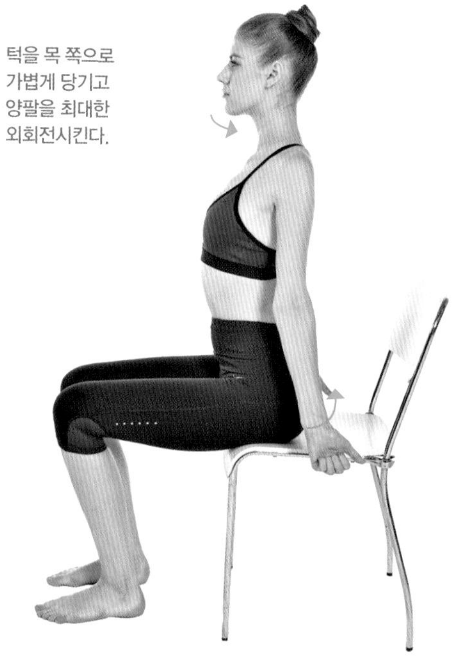

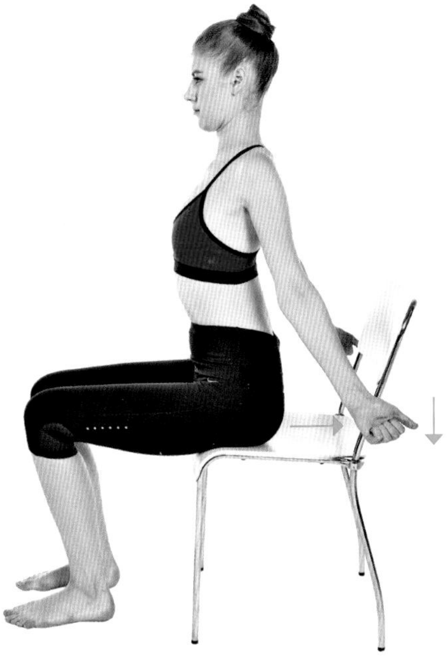

03. 효과 ▶ 이 운동은 호흡을 할 때 비정상적인 보조 호흡 근육의 작용을 억제하는 효과가 있다.

04. 주의사항 ▶ 양팔을 외회전시킬 때 가슴을 앞으로 밀어내지 않고 어깨를 뒤로 당긴다는 느낌으로 해야 한다.

05. Note ▶ 이 동작은 구부정한 어깨나 거북목 자세의 교정에도 효과가 좋다.

좌우 호흡 강화 훈련

01. 시작자세 ▶ 두 다리를 90도로 굽힌 채 편안하게 바닥에 눕거나 의자 위에 앉은 자세를 취한다.

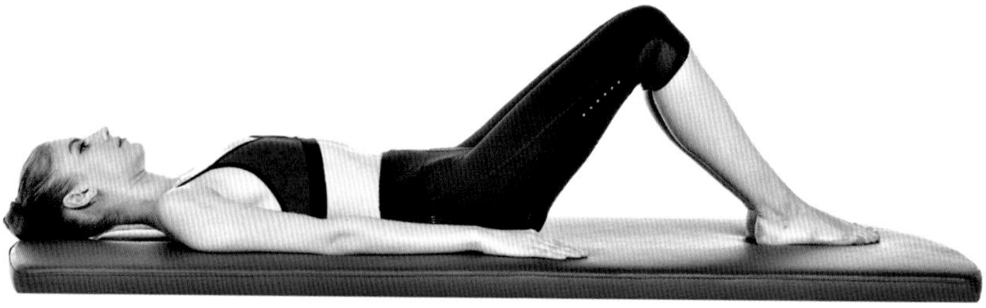

02. 동작 ▶ 호흡을 평가하는 방법과 비슷하게 한 손은 상부 복부에, 다른 한 손은 가슴 외측 부위에 올려놓는다. 숨을 들이쉴 때 가슴과 배가 양손을 동시에 밀어내고 내쉴 때 배 위의 손은 바닥으로 가라앉고 가슴의 손은 안으로 밀려들어가는 느낌으로 호흡을 반복한다.

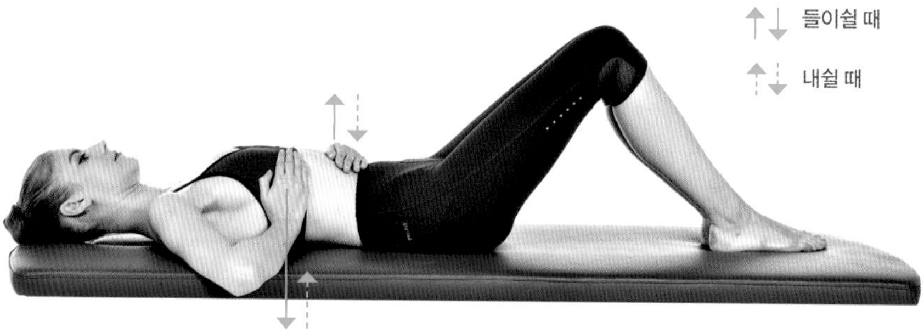

03. 효과

정상적으로 횡격막 호흡이 이루어지면서 모든 근육뿐만 아니라 내장 활동의 기능이 최적으로 실행된다.

04. 주의사항

반드시 양손에서 움직임이 동시에 일어나도록 해야 한다.

05. Note

양손을 사용하는 대신 수건을 이용하여 할 수도 있다. 수건을 하부 늑골에 둘러놓고 양손으로 그 끝을 잡되, 수건을 조이지 않고 이완시킨 채 그대로 유지한다. 이때 숨을 들이쉴 때에는 수건이 조이는 듯한 느낌을 가지다가 내쉴 때에는 다시 처음처럼 이완되는 느낌을 가지도록 한다.

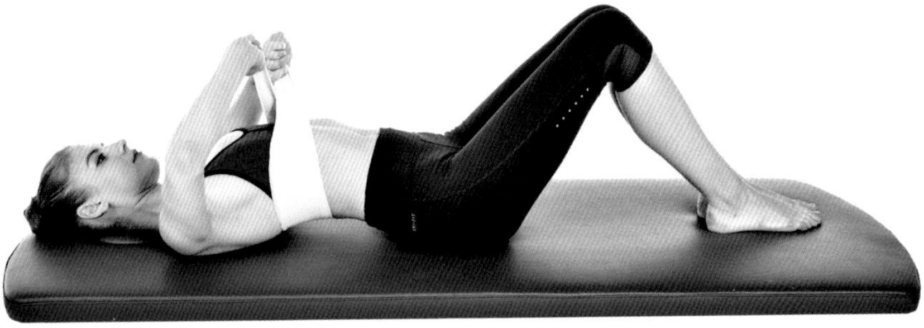

제3장
목 스트레칭 운동

스트레칭이란 한마디로 근육을 포함해 관절 주변의 조직을 늘여서 이완시켜주는 운동이다. 즉 근육을 유연하게 유지시키고 운동을 위한 준비를 하도록 만들며 비활동적이던 우리의 몸을 활동 상태로 무리 없이 전환하는 데 도움을 준다. 따라서 스트레칭은 부상을 방지하고 모든 신체 활동의 효율성을 높여준다. 그러므로 모든 강화 운동을 하기 전에 스트레칭을 하는 것이 바람직하다.

목 스트레칭: 전방

01. 시작자세 상체와 어깨를 이완시켜 놓고 양손의 엄지를 턱 아래 부위에 둔다.

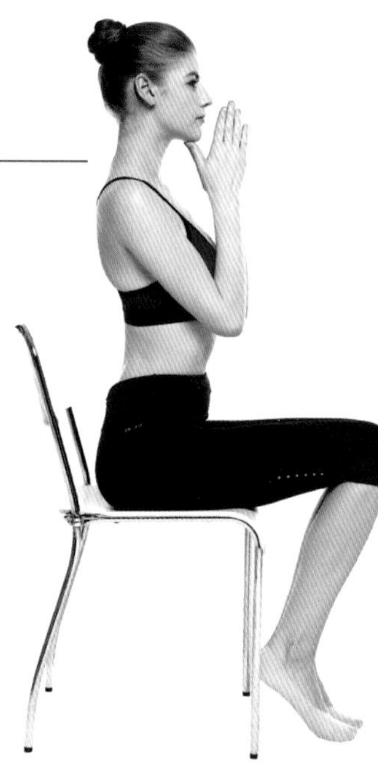

02. 동작

양손을 모아 두 엄지를 턱의 아래 부위에 대고 서서히 머리를 뒤로 젖힌다. 한계점에 왔을 때 두 엄지에 힘을 가해 머리를 뒤로 좀 더 젖혀 10초간 유지한다. 이 동작을 10회 반복 시행한다.

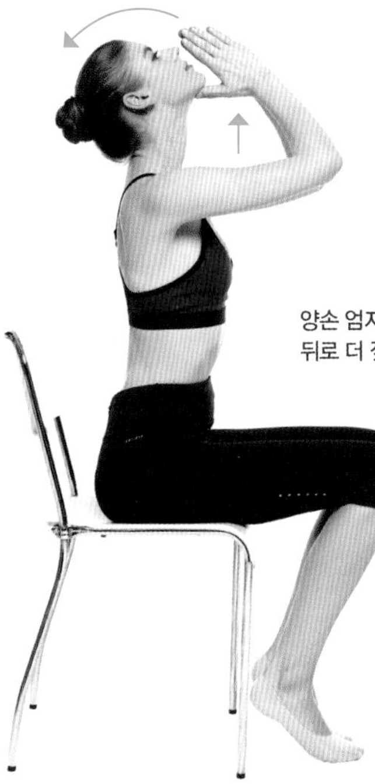

양손 엄지에 힘을 가해 머리가 뒤로 더 젖혀지게 한다.

03. 효과

목 앞의 근육을 스트레칭 시켜 주어 그 기능을 원활히 해주는 효과가 있다. 특히 목 코어근육인 경장근을 활성화시켜 준다. 이 동작은 거북목 치료의 한 과정이기도 하다.(경장근: 그림 5-1 참조)

04. 주의사항

목 디스크가 심한 경우는 증상을 악화시킬 수 있으므로 목을 뒤로 했을 때 어깨 쪽이나 등 쪽에 통증이나 저림이 있는 경우 이 운동을 피해야 한다.

05. Note

이 자세에서 두 엄지로 부드럽게 문질러주면 더 좋은 효과를 기대할 수 있다.

목 스트레칭: 후방

01. 시작자세

상체와 어깨를 이완시켜 놓고 양손을 깍지 껴서 머리 뒤 후두골에 둔다.

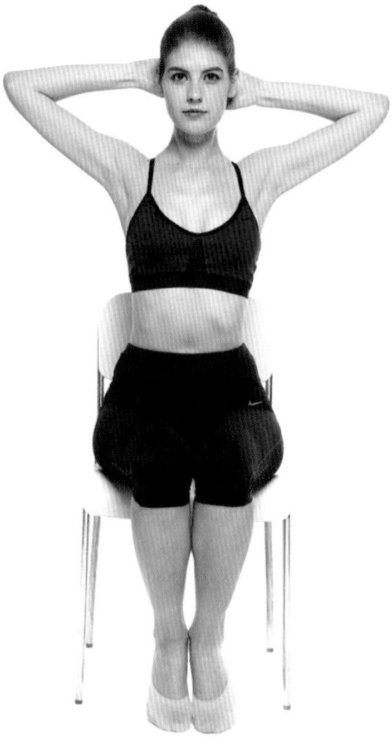

02. 동작

깍지 낀 양손으로 지그시 힘을 주면서 머리를 앞으로 굽히고 한계점에 왔을 때 깍지 낀 손으로 머리에 힘을 가해 앞으로 좀 더 굽혀 10초간 유지한다. 이 동작을 10회 반복 시행한다.

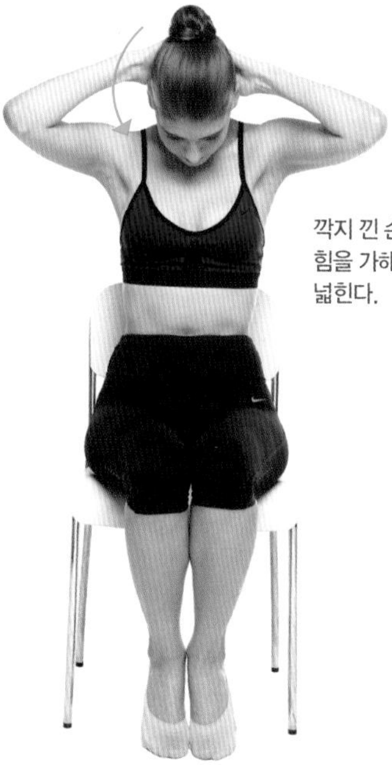

깍지 낀 손으로 머리에 힘을 가해 운동범위를 넓힌다.

03. 효과

목 뒤의 근육은 경직되기가 매우 쉽다. 이들 근육을 이완시켜 줌으로써 목/어깨 통증과 두통의 완화는 물론 자세의 교정에도 많은 도움이 된다.

04. 주의사항

이 동작 시 통증이 생기는 경우는 이 운동을 피해야 한다.

05. Note

운동 시작 전에 목뒤의 근육을 뜨거운 물수건으로 이완시킨 후 하면 더 좋은 효과를 기대할 수 있다.

목 스트레칭: 외측

01. 시작자세

상체와 어깨를 이완시켜 놓은 채 스트레칭 시키고자 하는 근육의 반대편 손을 머리의 측면에 대고 스트레칭 쪽의 팔을 굽혀 허리 뒤쪽 부위에 위치시킨다.

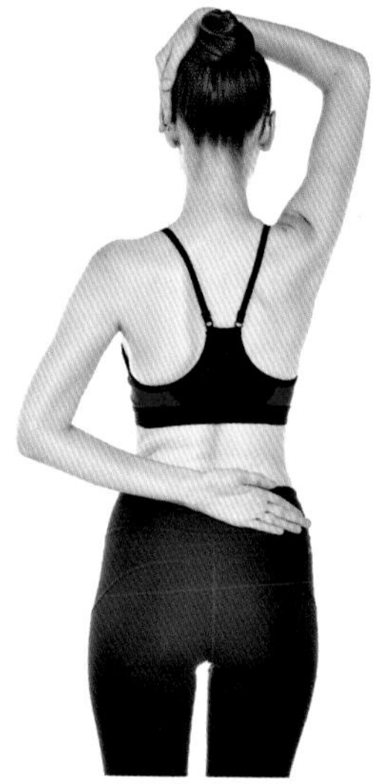

02. 동작 (1)

손으로 머리에 힘을 가하면서 천천히 목을 옆으로 굽힌다. 한계점에서 손에 힘을 주어 머리를 좀 더 굽혀 10초간 유지한다. 좌우 교대로 10회씩 반복 시행한다.

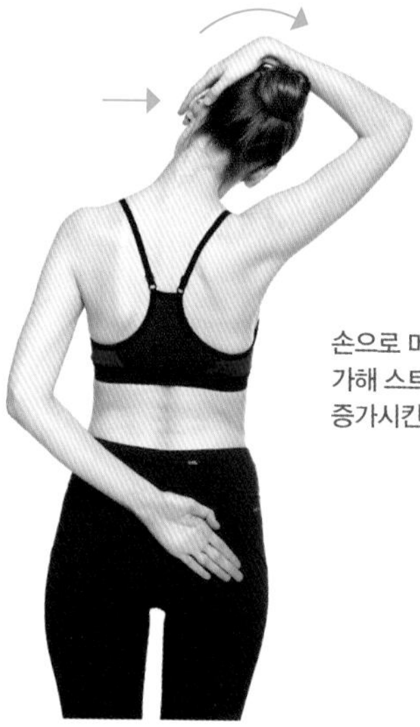

손으로 머리에 힘을 가해 스트레칭 효과를 증가시킨다.

02. 동작 (2)

등 뒤에서 한쪽 손목을 다른 쪽 손으로 수동적으로 잡아당기고 목을 같은 방향으로 능동적으로 기울이는 변형된 방법으로 스트레칭을 할 수도 있다.

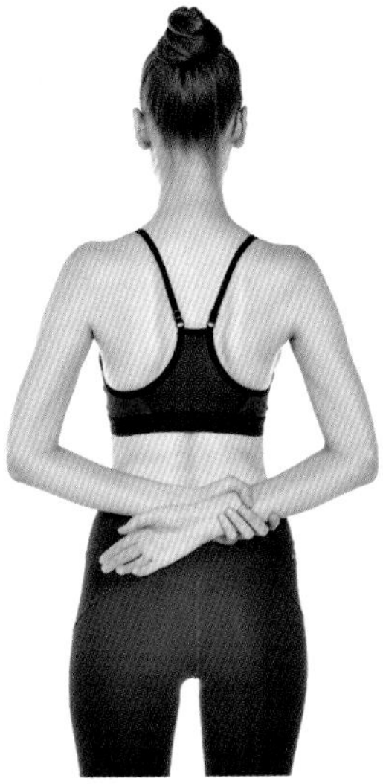

손목을 잡은 손을
약간 대각선 방향으로
옆으로 당기면서
목을 같은 방향으로
기울인다.

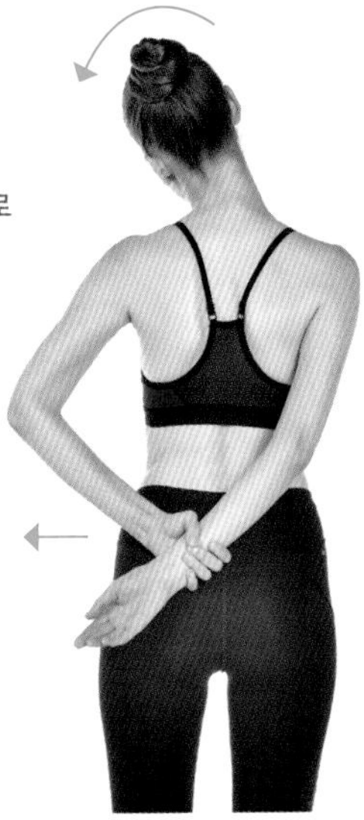

03. 효과

목의 좌우측 근육을 스트레칭 시켜 주어 그 기능을 원활히 해주는 효과가 있다.

04. 주의사항

통증이 있는 쪽으로는 굽히지 않는다. 예를 들어 우측 목에 통증이 있으면 좌측으로만 굽힌다. 중앙에 통증이 있으면 양쪽 모두 굽힌다.

05. Note

목 스트레칭 운동은 목 가동성 운동과 강화 운동을 하기 전에 근육을 이완시키기 위해 필요한 사전 운동에 해당된다.

가슴 스트레칭: 대흉근

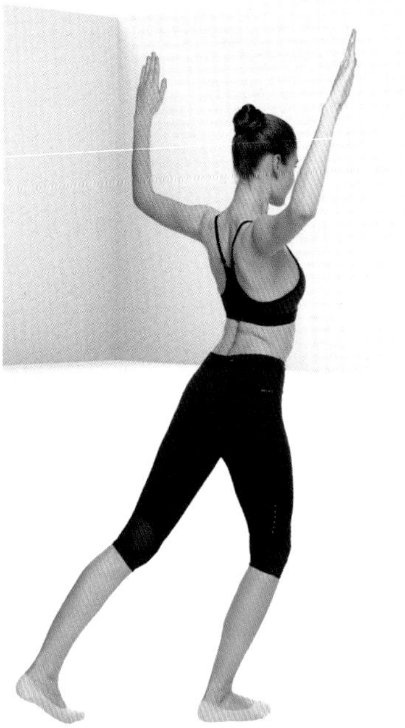

01. 시작자세

상체와 어깨를 이완시켜 놓은 채 양팔의 팔꿈치를 어깨높이보다 위에 오게 하고 손바닥을 벽 모서리나 문틀에 대며, 한쪽 발을 뒤로 빼고 앞에 있는 발의 무릎을 약간 굽혀준다.

02. 동작

한쪽 발을 앞으로 내디뎌놓은 상태에서 양팔을 굽혀 벽에 대고 불편함이 없는 한도에서 상체를 최대한 앞으로 밀어줘 10초간 유지한 후 제자리로 되돌아온다. 이 동작을 10회 반복 시행한다. 팔꿈치의 높이는 어깨보다 좀 더 올라간 높이에서부터 시작하여 어깨 높이, 어깨 아래까지 3단계를 시행한다.

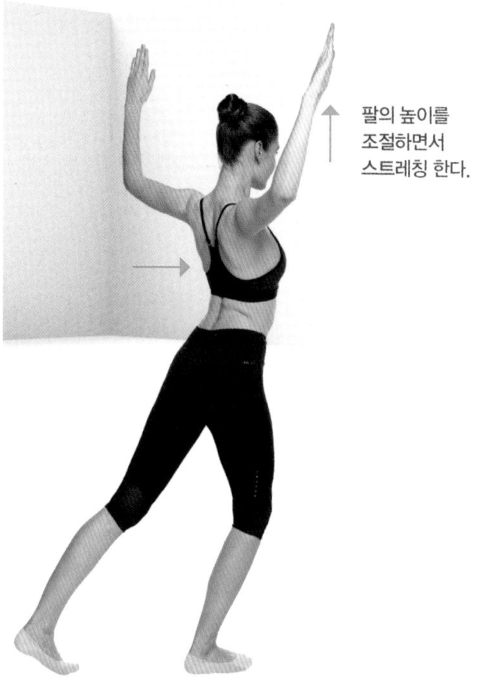

어깨 위 높이 자세(1단계)

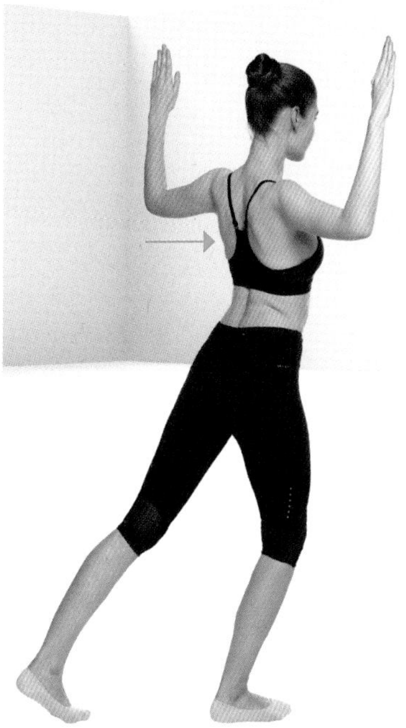

어깨 높이 자세(2단계)

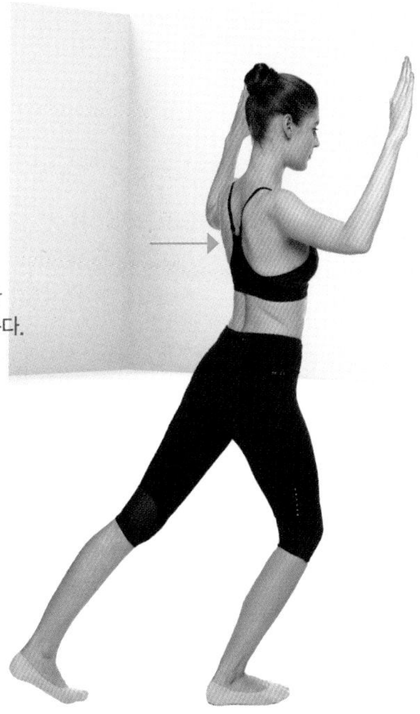

어깨 아래 높이 자세(3단계)

03. 효과

가슴 앞 부위에 위치해 있는 대흉근을 스트레칭 시켜 주는 운동으로, 구부정한 어깨 자세를 교정해줄 뿐만 아니라 호흡을 편안하게 해주는 효과도 있다.

04. 주의사항

이 동작은 양팔에 힘이 들어가지 않은 채 가슴을 앞으로 밀어주는 느낌으로 시행한다.

05. Note

대흉근과 소흉근은 가슴 앞 상부에서 자주 수축을 일으키면서 구부정한 어깨와 거북목을 형성시키는 데 많은 영향을 미치는 근육이다.
목하고는 떨어져 있는 근육이어서 목 디스크와는 직접적인 관련이 없어 보이지만 흉추 교정에 있어 필수적인 근육이다.

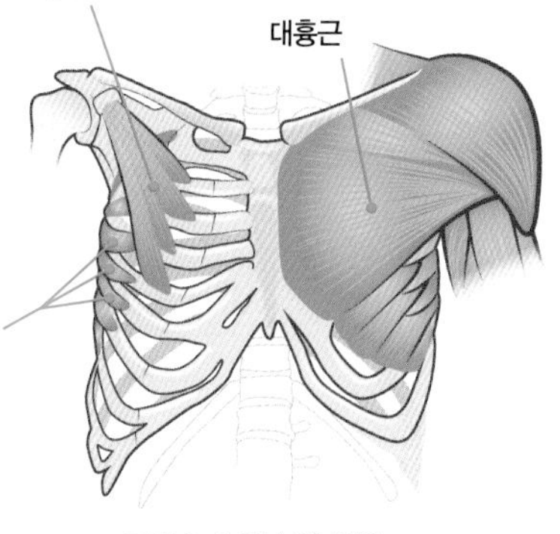

그림 3-1. **가슴의 근육**

가슴 스트레칭: 소흉근

01. 시작자세

상체와 어깨를 이완시켜 놓고 양팔을 펴서 몸 뒤쪽으로 두어 양손을 깍지 낀 채 바로 선 자세를 취한다.

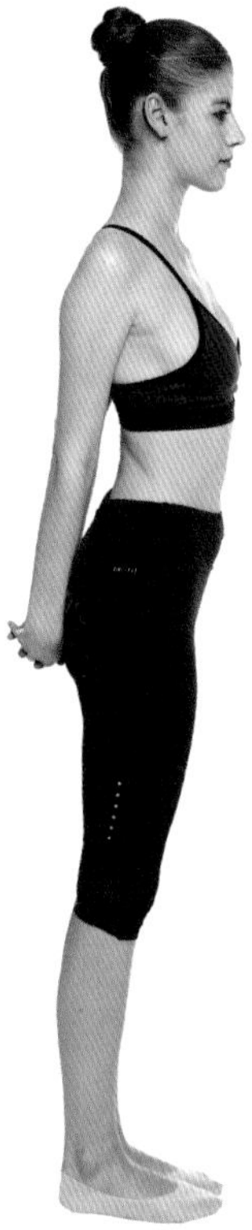

02. 동작 (1)

팔을 편 채 위로 들어 올려 10초간 유지한 후 제자리로 내려놓는다. 이 동작을 10회 반복 시행한다. 등 양쪽 견갑골이 조여지면서 가슴 근육이 최대한으로 스트레칭 되도록 한다.

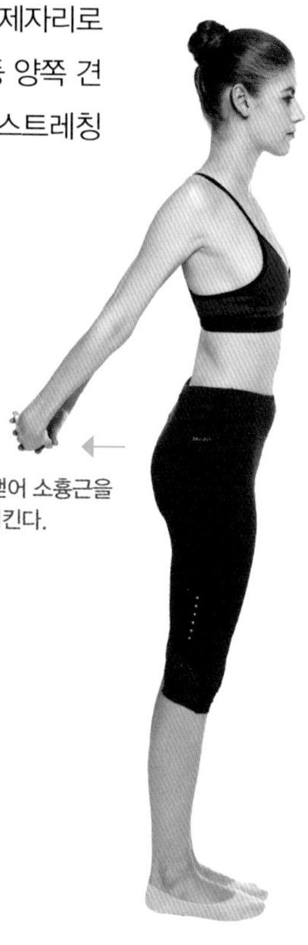

팔을 뒤로 뻗어 소흉근을
스트레칭 시킨다.

02. 동작 (2)

팔을 최대한 들어 올린 상태에서 상체를 앞으로 숙이면 등 부위의 근육과 척추도 스트레칭 되는 효과가 있다.

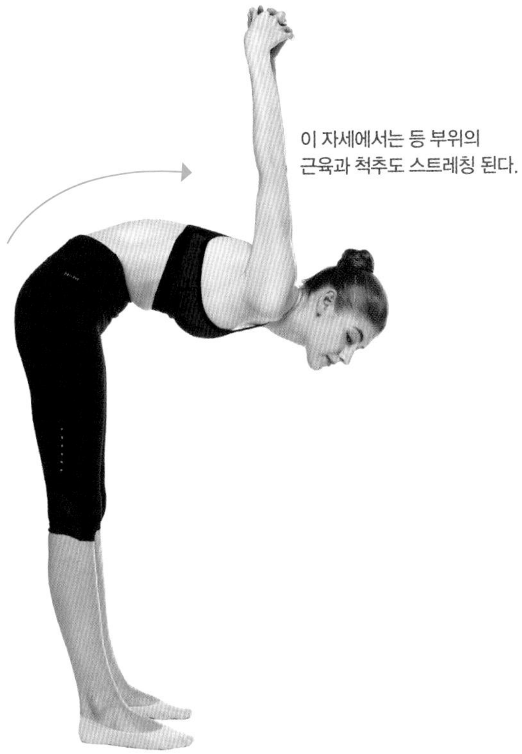

03. 효과

가슴 앞 부위에서 대흉근의 심부에 위치해 있는 소흉근을 스트레칭 시켜 주는 운동으로, 대흉근 스트레칭과 마찬가지로 구부정한 어깨 자세를 교정해줄 뿐만 아니라 호흡을 편안하게 해주는 효과도 있다. (소흉근: 그림 3-1 참조)

04. 주의사항

양팔을 뒤로 들어 올릴 때 상체가 앞으로 기울어지지 않도록 주의한다.

05. Note

대흉근과 소흉근은 가슴 앞 상부에서 자주 수축을 일으키면서 구부정한 어깨와 거북목을 형성시키는 데 많은 영향을 미치는 근육이다.
소흉근은 손 · 팔 저림증의 원인인 흉곽출구 증후군을 일으키므로 꼭 목 디스크 운동 시 풀어 주어야 하는 근육이다.

어깨 스트레칭

01. 시작자세

상체와 어깨를 이완시켜 놓고 한쪽 팔을 굽혀 어깨 높이만큼 들어 올린 다음 다른 쪽 손으로 팔꿈치를 잡는다.

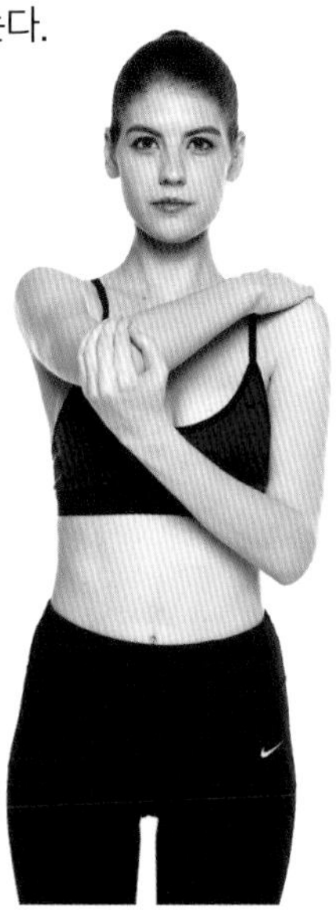

02. 동작

팔꿈치를 잡고 있는 손에 힘을 가해 가슴 쪽으로 잡아당기면서 수평으로 내전시켜 10초간 유지한 후 제자리로 내려놓는다. 이 동작을 좌우 교대로 10회 반복 시행한다.

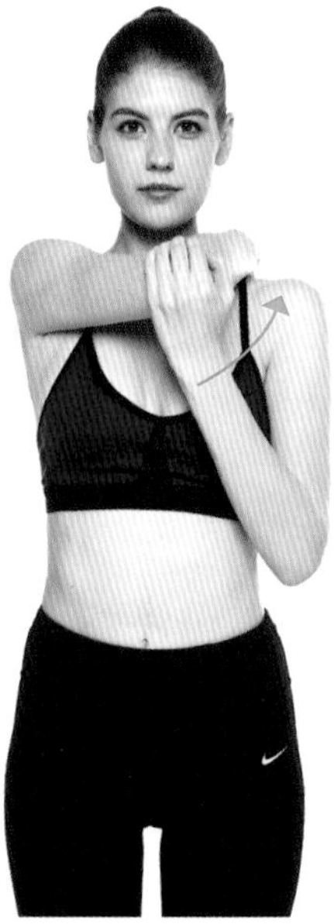

03. 효과

어깨의 외회전 근육을 스트레칭 시켜 줌으로써 어깨관절의 기능을 원활히 해주는 효과가 있다.

04. 주의사항

어깨가 귀를 향해 위쪽으로 올라가지 않도록 주의한다.

05. Note

어깨를 외회전시키는 근육은 어깨 기능에서 중요한 역할을 하면서도 문제를 자주 일으키는 근육에 해당한다.

등 스트레칭: 고양이 등 스트레칭

01. 시작자세

양팔을 펴서 손바닥으로 어깨 아래 바닥을 짚고 양 무릎을 꿇어 엎드려 기는 자세를 취한다.

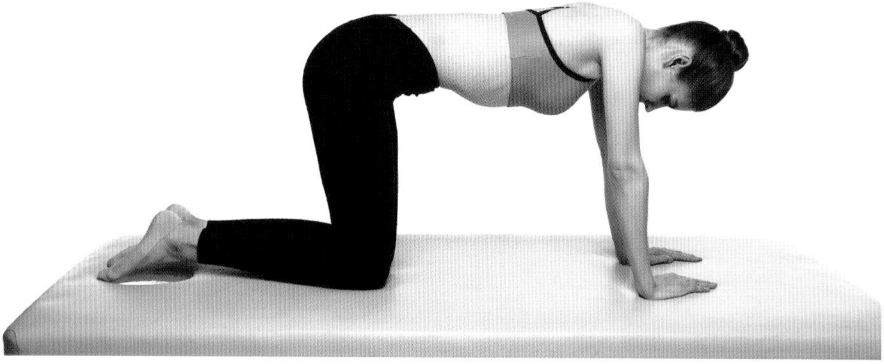

02. 동작

숨을 들이쉬면서 고개를 뒤로 젖히고 허리를 움푹하게 아래로 내려 10초간 유지한다. 숨을 내쉬면서 고개를 숙이고 배를 척추를 향해 안으로 잡아당겨 10초간 유지한 후 시작자세로 되돌아온다. 이 동작을 10회 반복 시행한다.

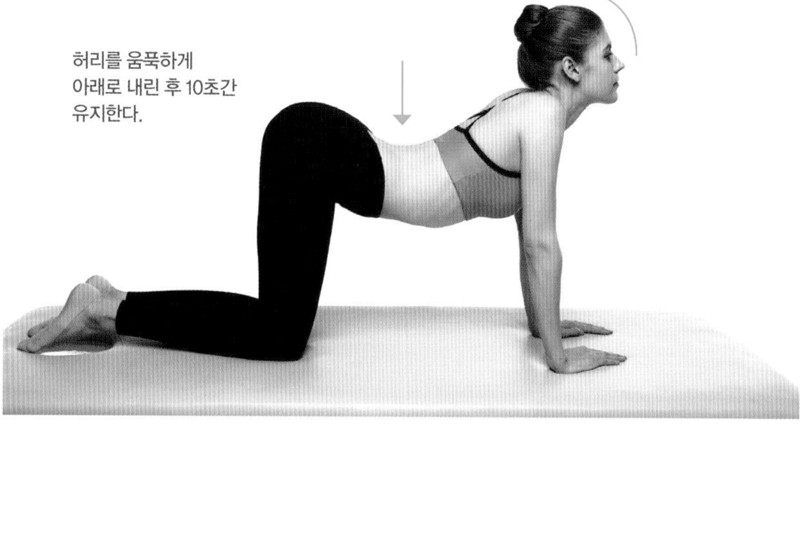

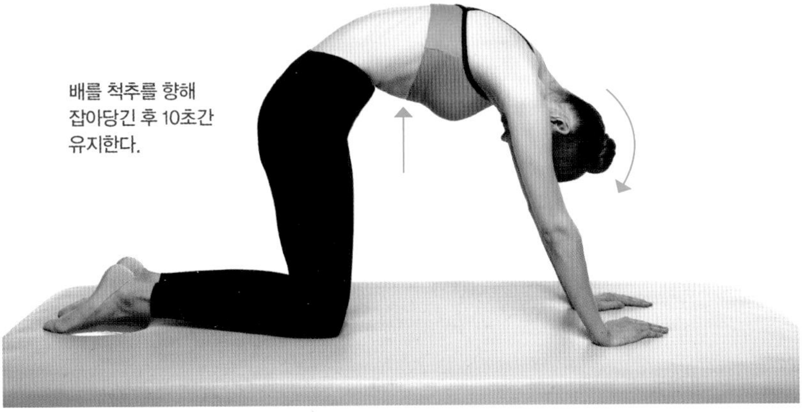

03. 효과

척추의 유연성이 증대되고 구부정한 어깨 자세도 교정되는 효과가 있다.

04. 주의사항

몸통이 뒤틀어지거나 등 근육의 과다 사용으로 허리에 스트레스가 가해지지 않도록 주의한다.

05. Note

척추와 척추기립근이 늘어나고 이완되면서 목에 가동성이 증가하고 호흡도 원활해진다.
목과 등과 허리는 척추 근육과 인대에 의해 연결이 되어 있으므로 목을 위해서 등과 허리도 같이 이완될 수 있게 운동해주어야 한다.

등 스트레칭: 어린이 자세 스트레칭

01. 시작자세

두 다리를 완전히 굽혀 무릎을 꿇고 양팔을 귀 옆 머리 위로 뻗어 올린 채 엎드려 누운 지세를 취한다.

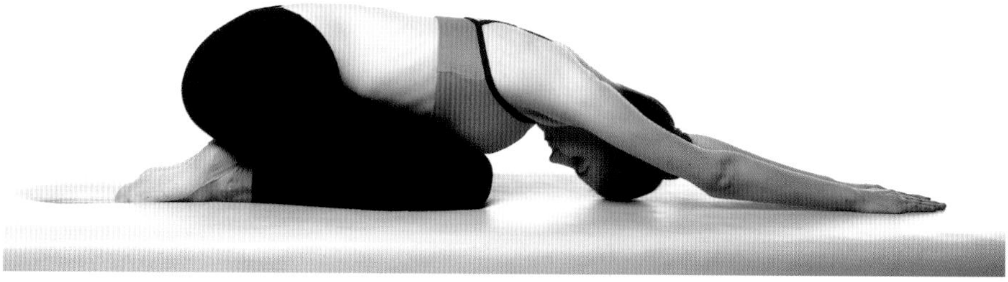

02. 동작

체중을 엉덩이에 싣고 양팔을 최대한 머리 위로 뻗어 올려 척추를 늘인 상태에서 10초간 유지한 후 시작자세로 되돌아온다. 이 동작을 10회 반복 시행한다.

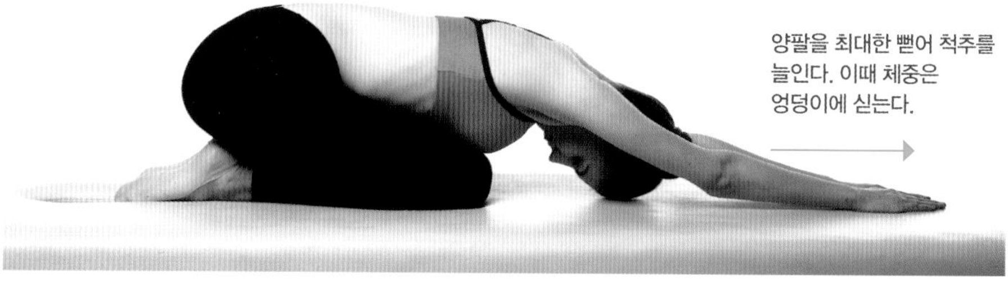

03. 효과

척추의 유연성을 증대시키고 척추를 스트레칭 시키며, 구부정한 어깨 교정은 물론 척추측만증 치료에도 많은 도움이 된다.

04. 주의사항

몸통이 뒤틀어지거나 허리가 과신전되지 않도록 주의한다. 양팔을 머리 위로 뻗을 때 엉덩이가 발뒤꿈치에서 떨어지지 않도록 주의한다.

05. Note

척추와 척추기립근이 늘어나고 이완되면서 목에 가동성이 증가하고 호흡도 원활해진다. 엉덩이를 최대한 들어 올린 자세도 가능하다.

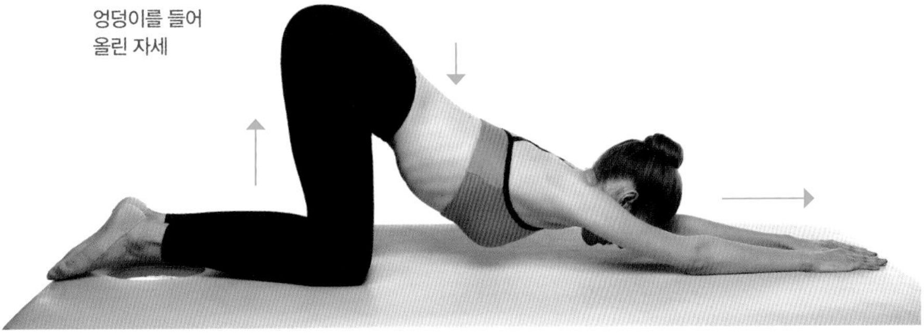

어깨, 가슴 및 등 스트레칭

01. 시작자세

상체와 어깨를 이완시켜 놓고 똑바로 서서 양손의 손등이 마주보도록 하면서 손가락을 깍지 끼워 귀 옆 머리 위로 뻗어 올린 자세를 취한다.

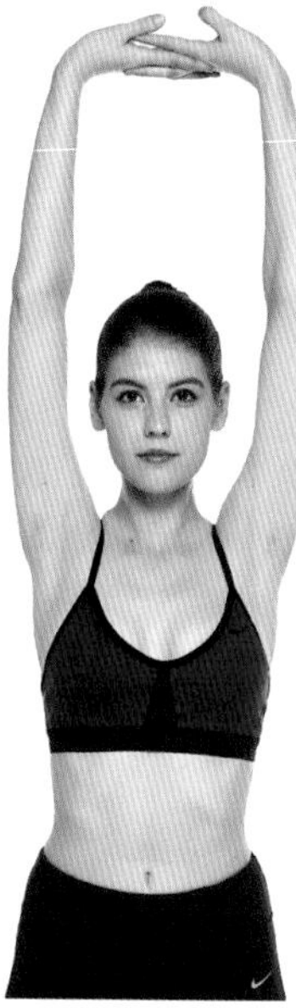

02. 동작

팔을 편 상태에서 귀 옆 머리 위로 천천히 최대한 뻗어 올려 10초간 유지한 후 제자리로 내려놓는다. 이 동작을 10회 반복 시행한다. 척추가 늘어나면서 가슴 근육이 최대한으로 스트레칭 되도록 한다. 팔을 최대한 뻗어 올린 상태에서 상체를 앞으로 숙이면 등 부위의 근육과 척추가 좀 더 스트레칭 되는 효과가 있다.

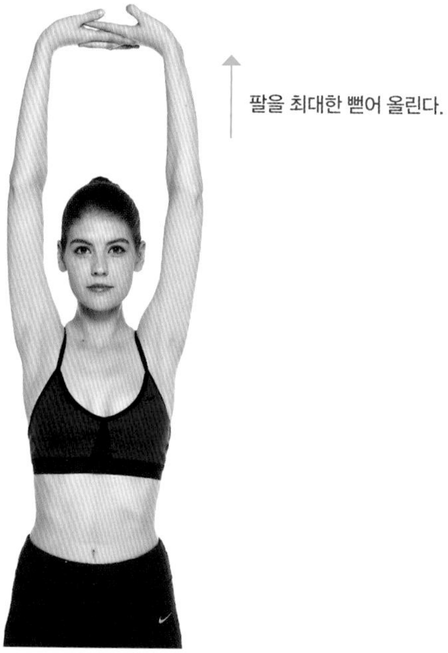

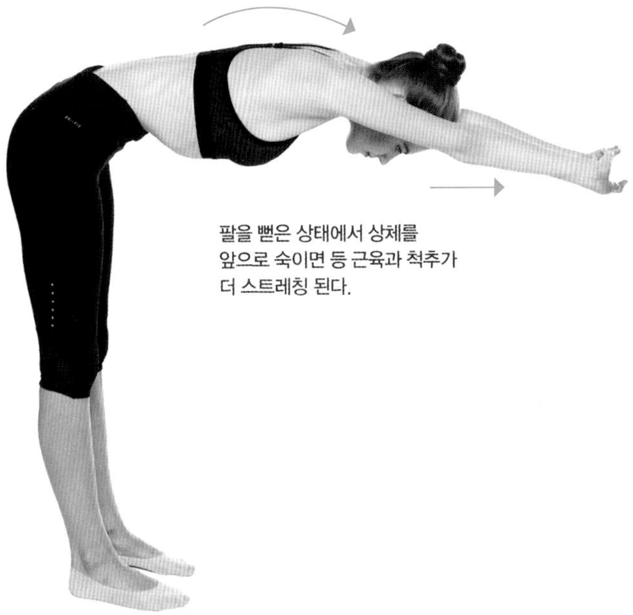

팔을 뻗은 상태에서 상체를
앞으로 숙이면 등 근육과 척추가
더 스트레칭 된다.

03. 효과

어깨와 가슴이 스트레칭 되기 때문에 구부정한 어깨 자세를 교정해줄 뿐만 아니라 호흡을 편안하게 해주는 효과도 있다.

04. 주의사항

상체를 앞으로 숙일 때 무릎이 굽혀지지 않도록 주의한다.

05. Note

가슴 근육과 등 근육은 자주 수축을 일으키면서 구부정한 어깨와 거북목을 형성시키지만 호흡 장애에도 많은 영향을 미치는 근육이니만큼 항상 이완시켜 주는 것이 좋다.
목 디스크를 치료하기 위해서는 흉추를 잡아주어야 한다.

제4장

목 가동성 운동

머리 · 목 정렬을 위한 운동

01. 시작자세

상체와 어깨를 이완시켜 놓고 양팔을 몸 옆에 나란히 둔 채 바로 서거나 앉은 자세를 취한다.

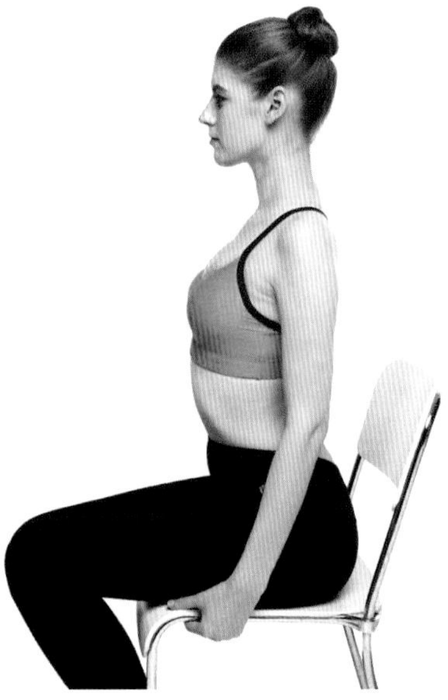

02. 동작

턱을 최대한 앞으로 빼면서 고개를 숙이지는 않지만 머리가 약간 앞으로 가도록 한 상태에서 10초간 유지한 후 제자리로 되돌아온다. 다시 턱을 가슴 쪽으로 당겨 상체가 어느 정도 뒤로 젖혀지도록 한 상태에서 10초간 유지한 후 제자리로 되돌아온다. 이 동작을 10회 반복 시행한다.

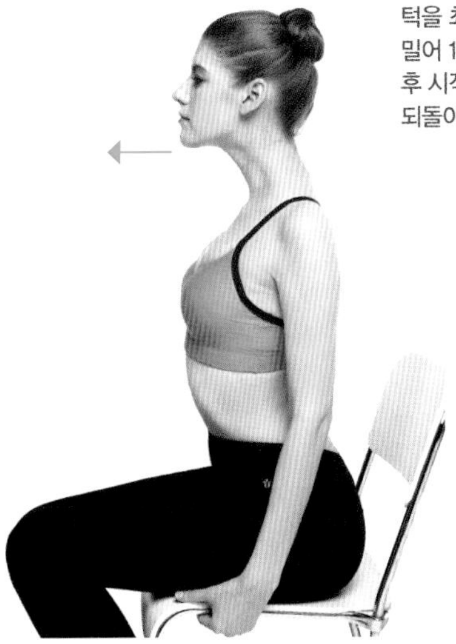

턱을 최대한 앞으로 밀어 10초간 유지 후 시작자세로 되돌아온다.

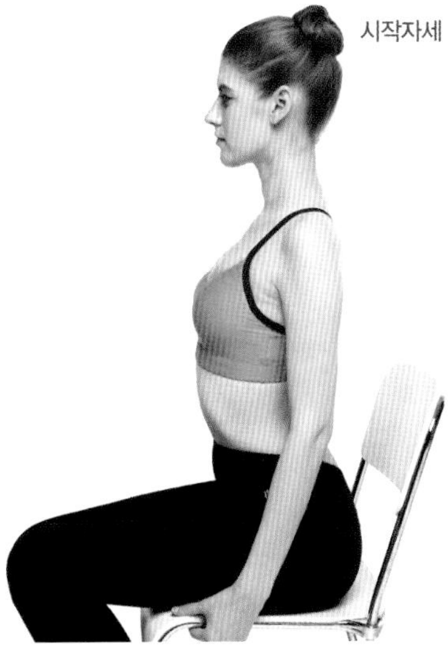

시작자세

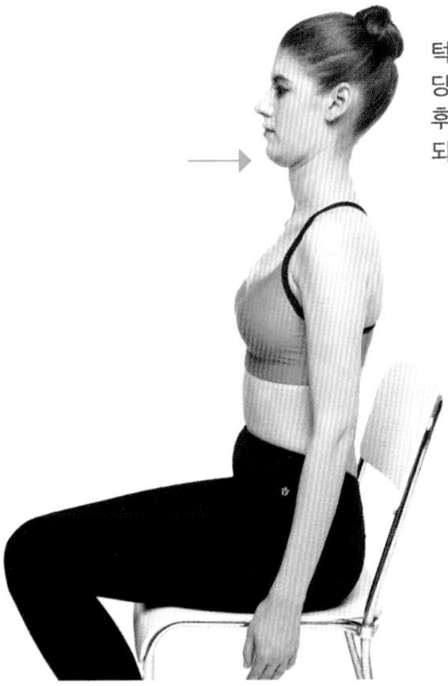

턱을 가슴 쪽으로 당겨 10초간 유지 후 시작자세로 되돌아온다.

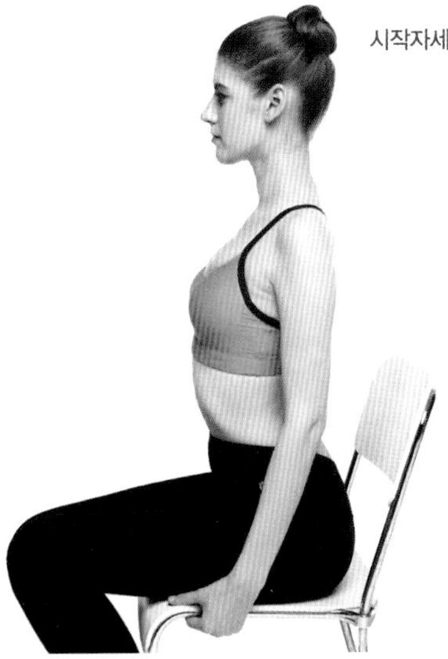

시작자세

03. 효과

거북목과 같은 자세이상 치료에 효과가 있으며, 특히 목의 코어근육인 경장근을 강화하는 전형적인 운동이다.

04. 주의사항

흉쇄유돌근이나 사각근과 같은 표면 목 굴근을 작동시키지 않도록 유의하고 머리를 앞으로 내밀 때 숙이지 않도록 주의한다.

05. Note

동작 중 어깨가 뒤로 젖혀지거나 회전 동작이 대체되어 일어나는지 확인한다.

목 돌리기(Neck roll) 1

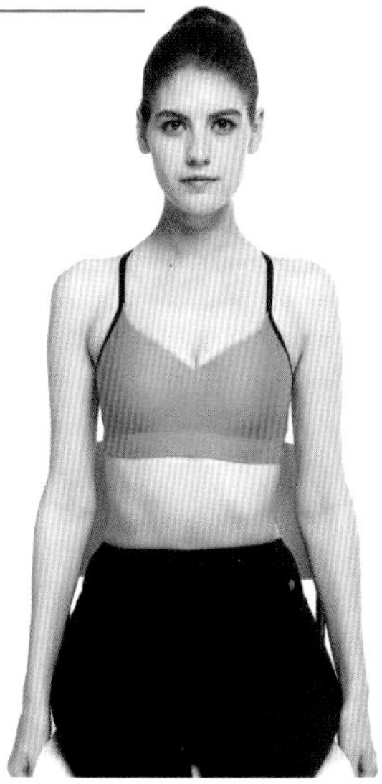

01. 시작자세

상체와 어깨를 이완시켜 놓고 척추를 중립 상태로 둔 채 바로 서거나 앉은 자세를 취한다

02. 동작

목을 쭉 편 상태에서 목과 머리를 함께 좌로 돌려 10초간 유지한 후 제자리로 되돌아온 다음 다시 우로 돌려 10초간 유지한 후 제자리로 되돌아오는 동작을 좌우 교대로 각각 10회씩 반복 시행한다. 이때 상체가 함께 돌아가지 않아야 하며, 목이 숙여지거나 뒤로 젖혀지지 않도록 꼿꼿하게 세운 채 천천히 좌우로 돌린다.

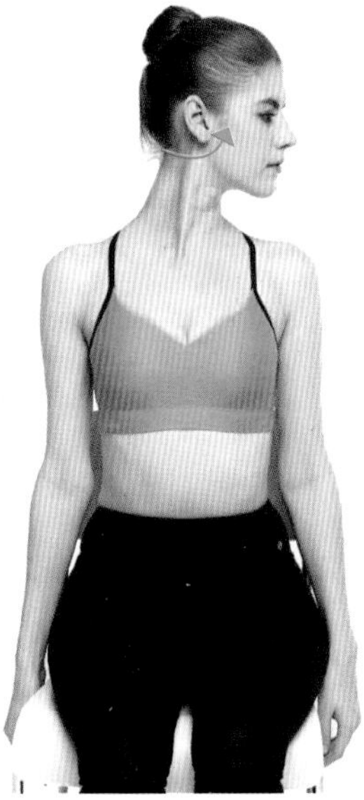

고개를 왼쪽으로 돌린 자세

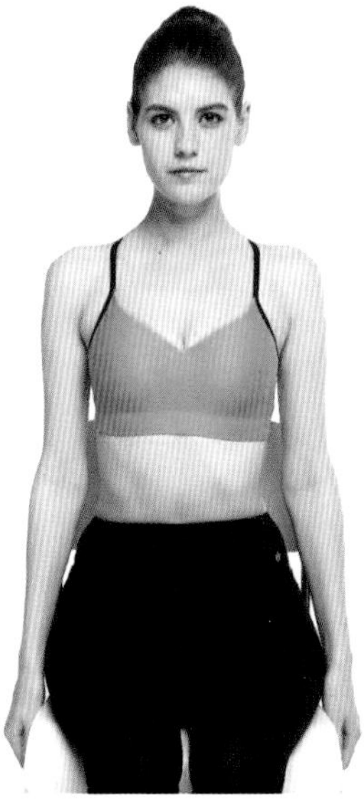

바로 한 자세

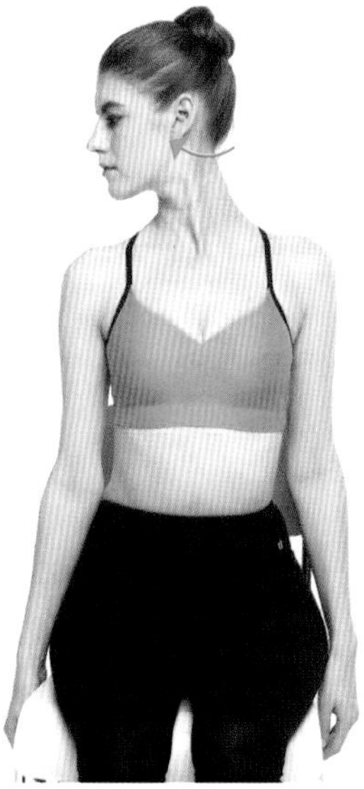

고개를 오른쪽으로 돌린 자세

03. 효과

목의 외측 부위 근육을 스트레칭 시켜 주면서 가동성도 증대시켜 준다. 목의 움직임이 원활해진다.

04. 주의사항

머리는 수평을 이루면서 돌리도록 하고 돌릴 때 어깨가 따라 돌아가지 않도록 주의한다.

05. Note

이 운동은 엎드려 누운 자세에서 턱을 가볍게 뒤로 당겨놓은 상태에서 시행하는 것도 가능하다.

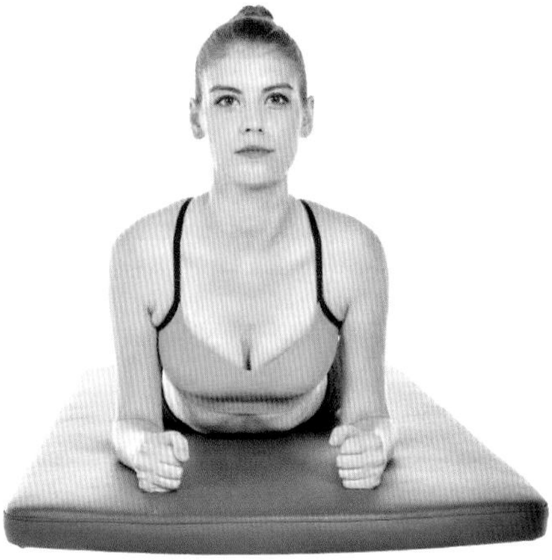

시작자세

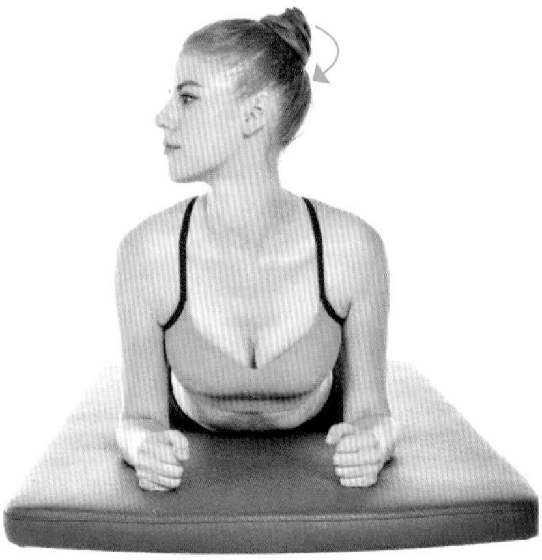

고개를 오른쪽으로 돌린 자세

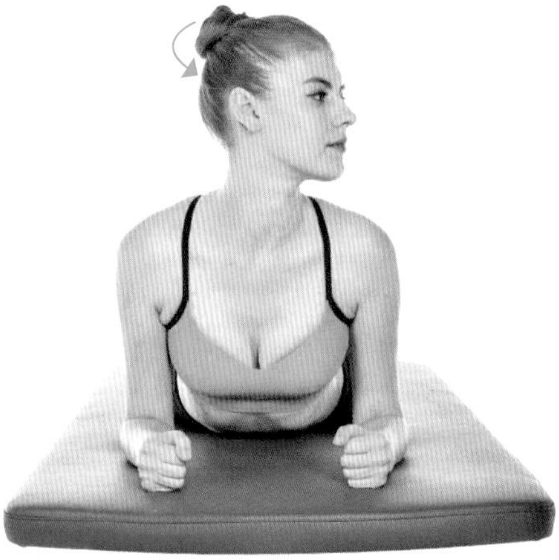

고개를 왼쪽으로 돌린 자세

목 돌리기(Neck roll) 2

01. 시작자세

의자에 앉거나 선 자세에서 상체와 어깨를 이완시켜 놓고 목의 양옆에 손을 각각 얹어놓은 자세를 취한다.

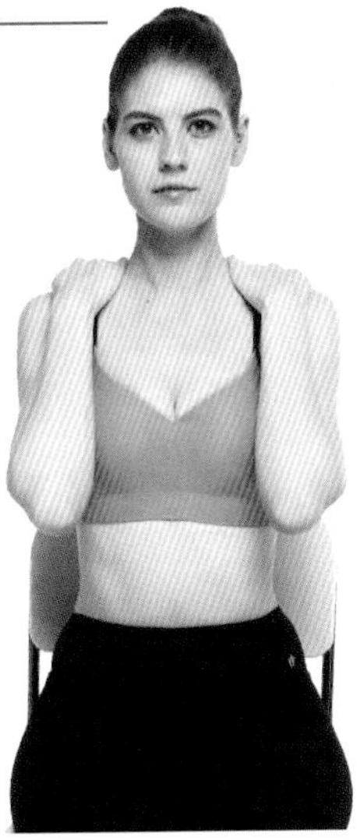

02. 동작

머리를 시계 방향으로 원을 그리고 난 다음 시계 반대 방향으로도 원을 그린다. 원을 가능한 점점 크게 그려가면서 좌우 교대로 각각 10회씩 돌린다.

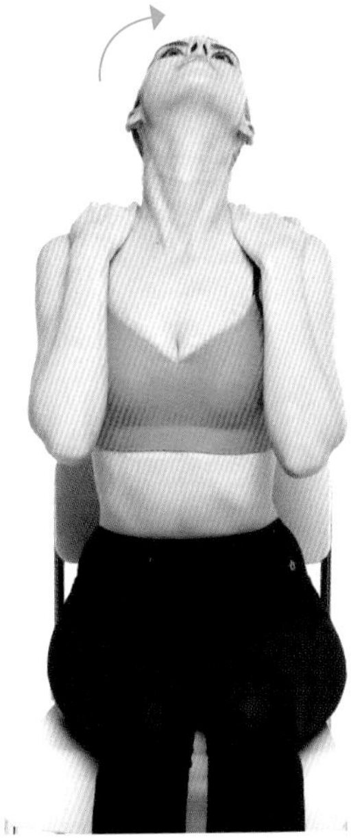

시계 방향으로 원을 그리면서 머리를 돌려준다.

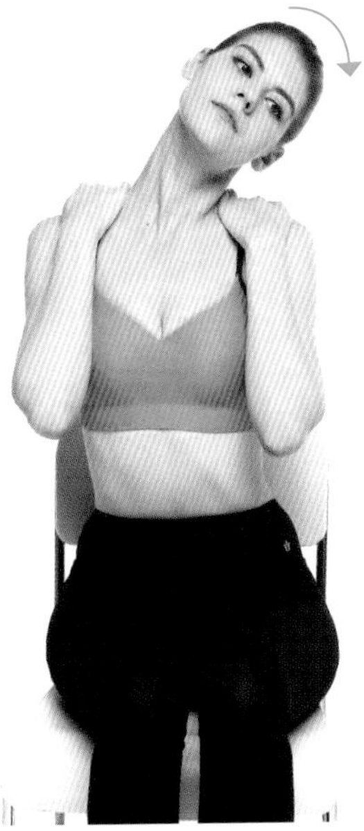

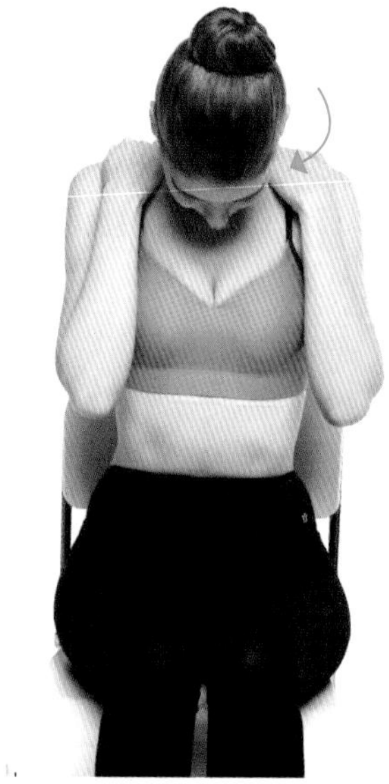

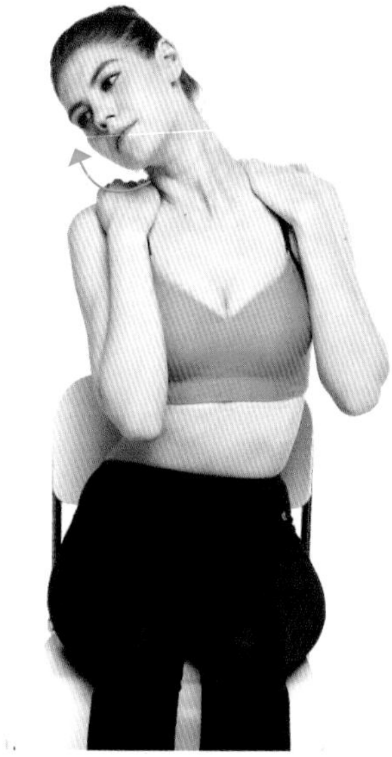

03. 효과 ▶ 목에 전반적인 근육 스트레칭을 해주면서 경추의 각 관절에 가동성을 증대시켜 주는 효과가 있다.

04. 주의사항 ▶ 머리를 돌릴 때 어깨가 따라 돌아가지 않도록 주의한다.

05. Note ▶ 이 운동은 악(턱)관절을 이완시킨 상태에서 해야 하기 때문에 이빨을 꽉 깨물지 않도록 한다.

목 앞뒤로 굽히기

01. 시작자세

상체와 어깨를 이완시켜 놓고 양팔을 몸 옆에 나란히 둔 채 바로 서거나 앉은 자세를 취한다.

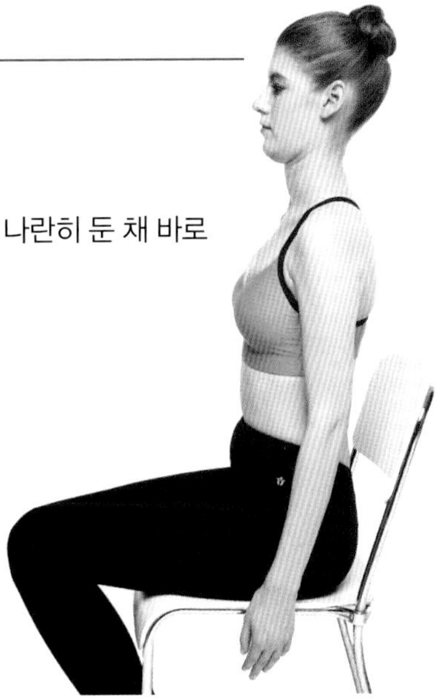

02. 동작

고개를 숙이면서 턱이 최대한 가슴 쪽에 붙도록 숙여 10초간 유지하고 다시 고개를 뒤로 젖히면서 턱을 하늘로 뻗어 올리듯 목을 쭉 펴 10초간 유지한 후 제자리로 되돌아온다. 이 동작을 10회 반복한다.

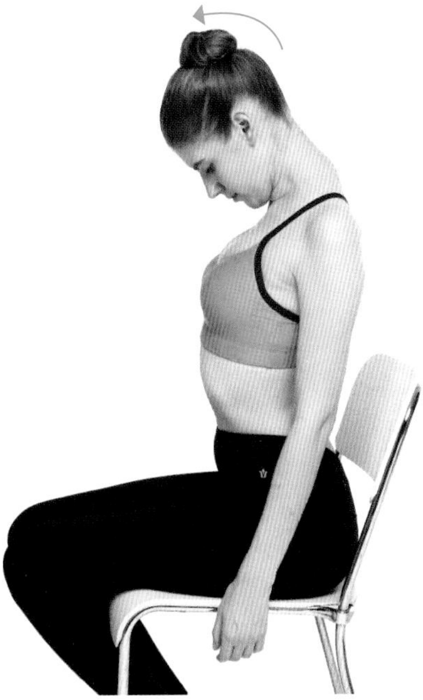

고개를 앞으로 숙인 자세

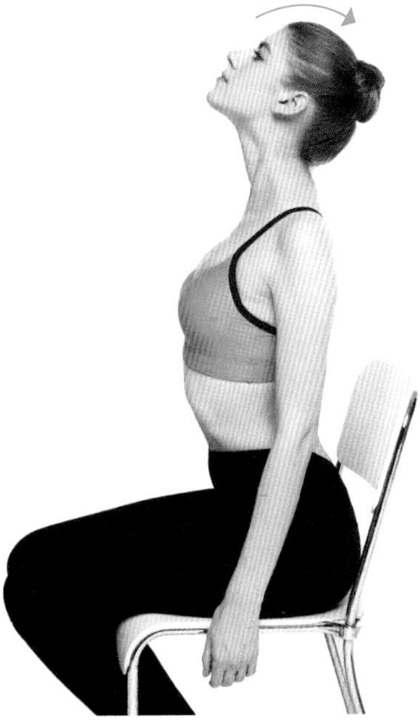

고개를 뒤로 젖힌 자세

03. 효과

목의 전후방 부위 근육을 스트레칭 시켜 주면서 가동성도 증대시켜 준다. 목의 움직임이 원활해진다.

04. 주의사항

머리를 앞으로 숙일 때 상체가 숙여지지 않도록 하고 뒤로 젖힐 때에는 가슴이 따라 돌출되어 나오지 않도록 주의한다. 즉 목과 고개만 움직이면서 스트레칭 한다.

05. Note

엎드린 자세에서 상체를 거의 들지 않고 고개와 목을 이용해 앞으로 숙였다가 뒤로 젖히는 운동이 가능하다.

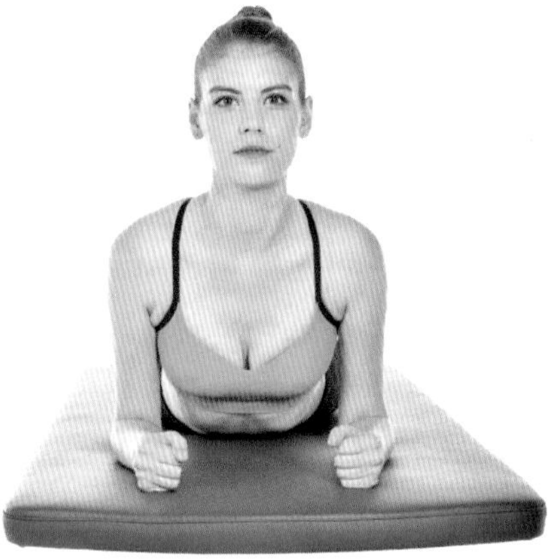

시작자세

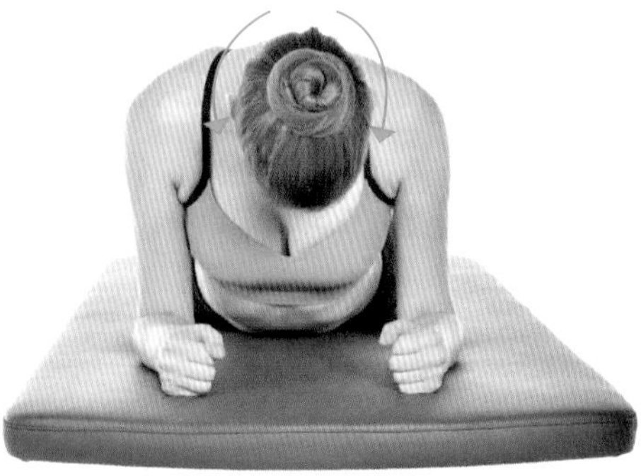

고개를 앞으로 숙인 자세

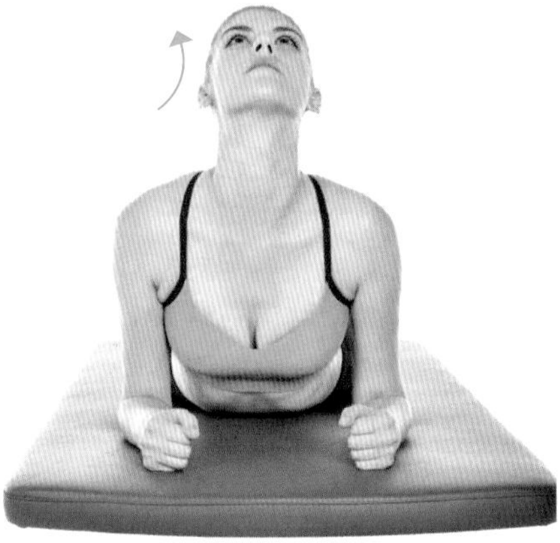

고개를 뒤로 젖힌 자세

목 좌우로 굽히기

01. 시작자세

상체와 어깨를 이완시켜 놓고 턱을 살짝 당겨 목을 중립 상태로 둔 채 바로 서거나 앉은 자세를 취한다.

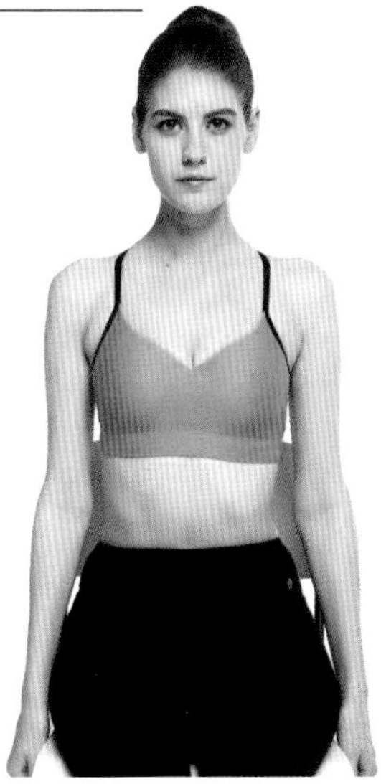

02. 동작

귀가 어깨에 닿을 듯한 느낌으로 고개를 옆으로 최대한 기울여 10초간 유지하고 다시 반대 방향으로 기울여 10초간 유지한 후 제자리로 되돌아온다. 고개를 기울일 때 어깨가 따라서 움직이지 않도록 노력하고 상체나 몸을 움직이지 않도록 한다. 좌우 교대로 하는 것을 1회로 10회 반복한다.

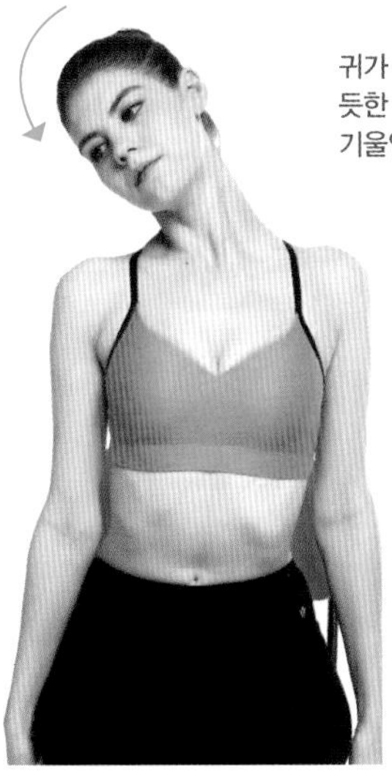

고개를 오른쪽으로 굽힌 자세

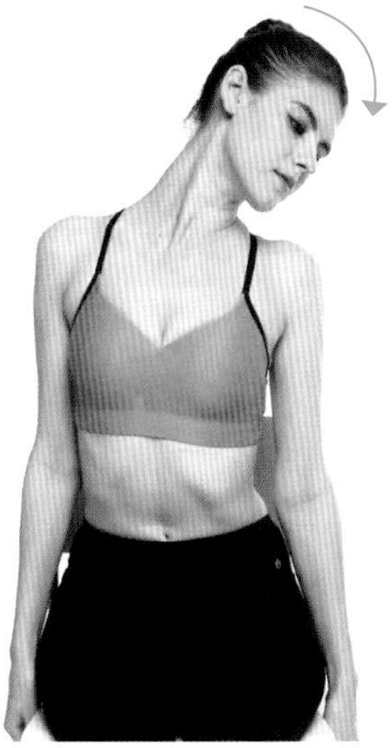

고개를 왼쪽으로 굽힌 자세

03. 효과

목의 좌우 부위 근육을 스트레칭 시켜 주면서 가동성도 증대시켜 준다. 목의 움직임이 원활해진다.

04. 주의사항

머리를 한쪽으로 기울일 때 어깨가 따라 움직이지 않도록 주의한다.

05. Note

이 운동은 엎드려 누운 자세에서 턱을 가볍게 뒤로 당겨놓은 상태에서 시행하는 것도 가능하다. 목의 좌우측 중 어느 한쪽에 통증이 있으면 그쪽으로는 기울이지 않도록 한다.

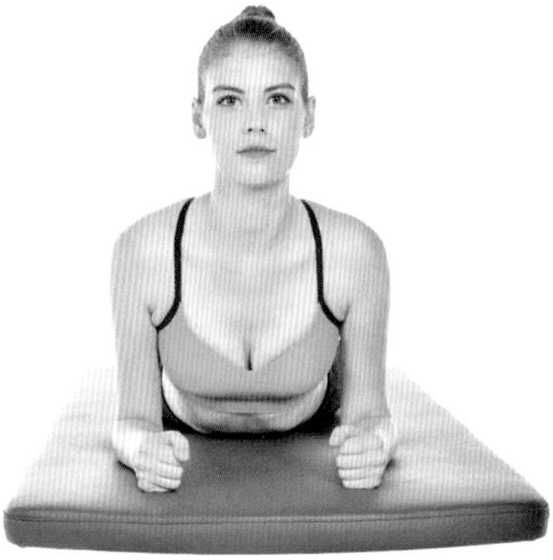

시작자세

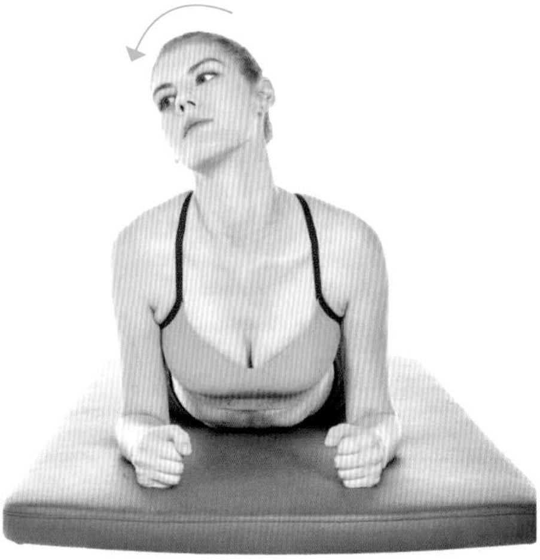

고개를 오른쪽으로 굽힌 자세

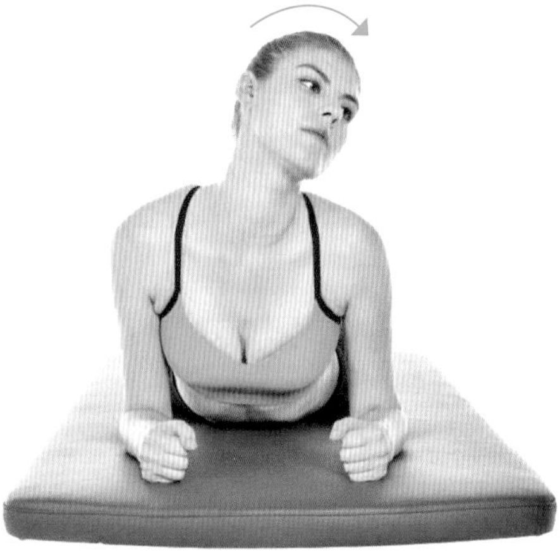

고개를 왼쪽으로 굽힌 자세

어깨 돌리기(Shoulder roll)

01. 시작자세

상체와 어깨를 이완시켜 놓고 양팔을 몸 옆에 나란히 둔 채 의자에 앉거나 선 자세를 취한다.

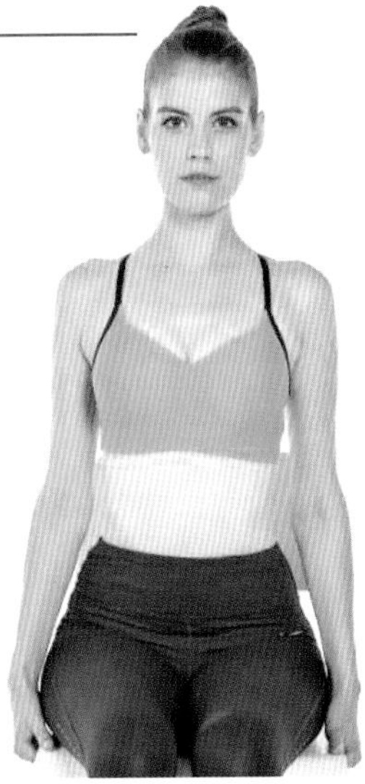

02. 동작

양 어깨를 귀 쪽으로 동시에 들어 올린 다음 어깨만을 이용해 뒤로 돌렸다가 다시 앞으로 돌린다. 원을 가능한 점점 크게 그려가면서 이 동작을 1~2분간 시행한다.

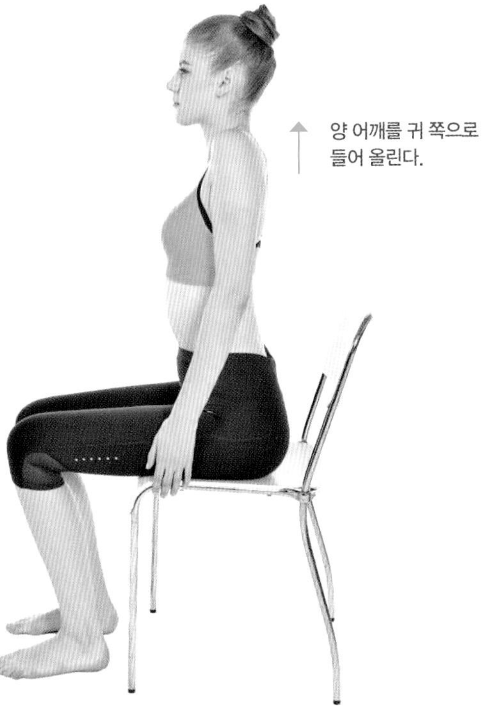

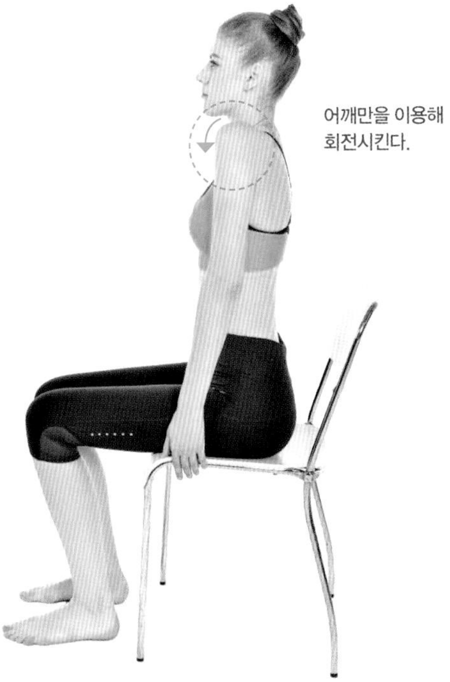

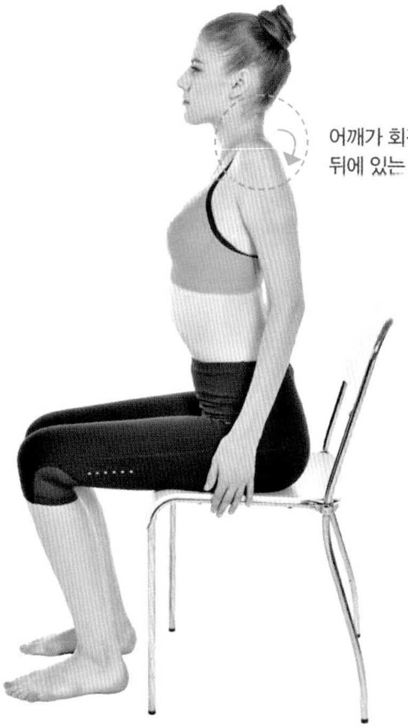

03. 효과

어깨 주변 근육을 이완시켜 주면서 어깨 가동성을 증대시켜 주고 목의 움직임도 함께 원활해진다.

04. 주의사항

어깨를 돌릴 때 머리와 상체가 따라 돌아가지 않도록 주의한다.

05. Note

이 운동은 악(턱)관절을 이완시킨 상태에서 해야 하기 때문에 이빨을 꽉 깨물지 않도록 한다.

목 글라이딩(Neck Gliding)

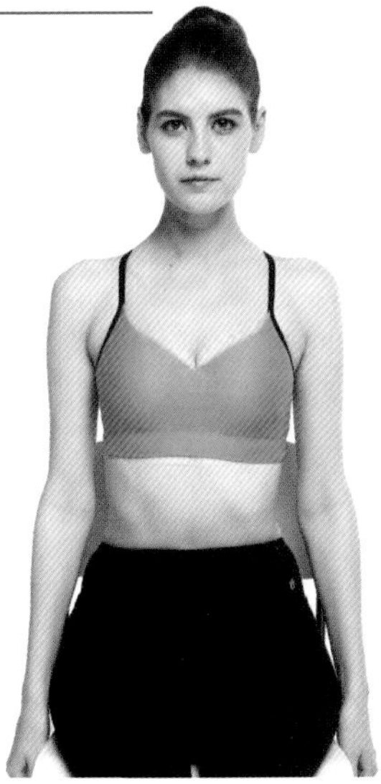

01. 시작자세

상체와 어깨를 이완시켜 놓고 척추를 중립 상태로 둔 채 바로 서거나 앉은 자세를 취한다.

02. 동작

턱을 아래 가슴으로 살짝 내리고 머리를 위로 가볍게 당겨 올린 상태에서 목을 좌우로 글라이딩 시킨다. 이 동작을 10회 반복 시행한다.

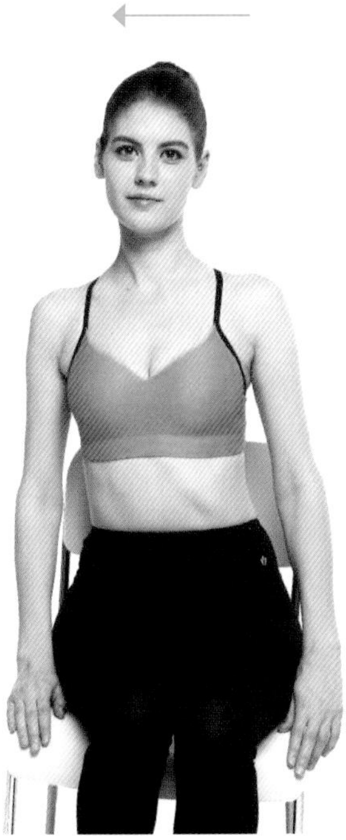

턱을 아래 가슴으로 살짝 내리고 머리를 위로 당긴 상태에서 좌우로 글라이딩 시킨다.

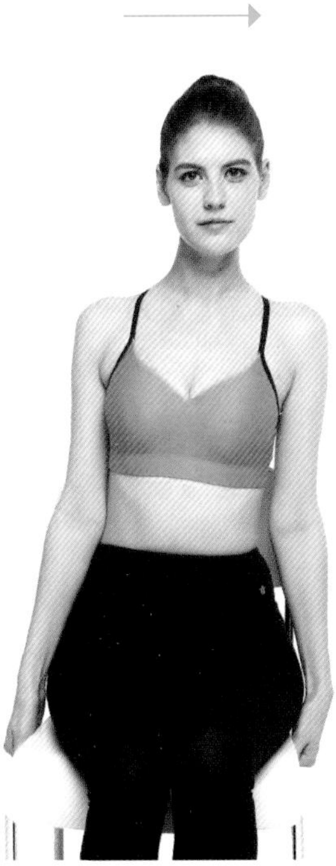

03. 효과

목의 근육이 이완되고 동시에 경추의 가동성이 증대되므로 목의 움직임이 원활해진다.

04. 주의사항

목을 좌우로 글라이딩 시킬 때 목이 기울어지지 않아야 하고 어깨가 따라 움직이지 않도록 주의한다.

05. Note

목의 좌우측 중 어느 한쪽에 통증이 있으면 그쪽으로는 기울이지 않도록 한다.

제5장
목 강화 운동

경장근(목긴근, Longus colli)이란?

경장근은 경추 앞쪽 기도와 식도 안쪽에 위치해 있는 근육으로 목의 위치를 잡아주는 역할을 한다. 일자목이나 거북목이 되어 목이 전방으로 돌출되면 경장근이 약해지고 제 역할을 하지 못한다.

목의 통증 완화에 가장 효과적인 자세 교정 운동 중 하나는 턱을 아래 가슴으로 살짝 내리면서 뒤로 가볍게 당겨주는 운동이다. 이 운동은 머리를 어깨 위로 당겨 정렬을 맞춰주는 근육(상부 흉추기립근)을 강화해줄 뿐만 아니라 사각근과 후두하근(상사두근, 하사두근, 소후두직근, 대후두직근 등 총 4개의 근육이 좌우로 쌍을 이루어 구성되어 있는 근육군)(그림 10-1 참조)을 스트레칭 시켜 주고 경장근을 강화해준다.

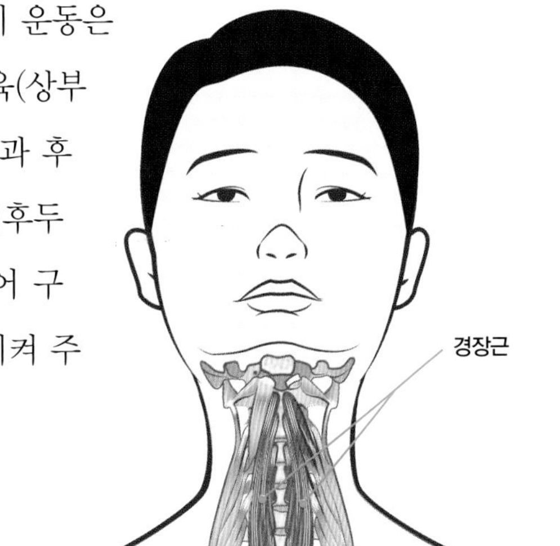

그림 5-1. **경장근**

1단계

목 강화 운동: 바로 누운 자세

01. 시작자세

둥글게 말은 수건이나 얇은 쿠션을 머리와 목 아래에 받치고 한쪽 손의 검지를 턱에 댄 채 바로 누운 자세를 취한다.

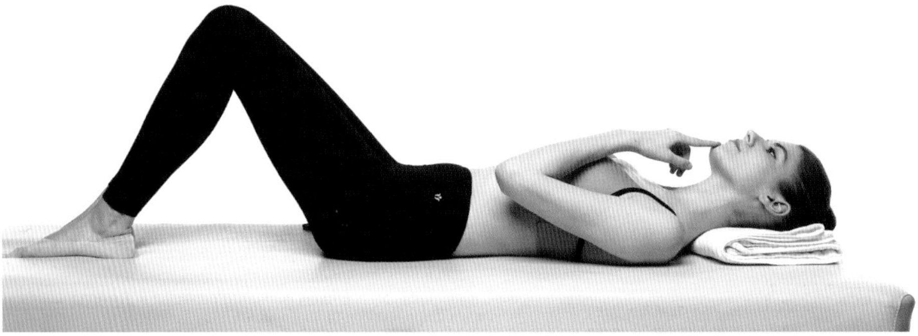

02. 동작

숨을 내쉬면서 턱이 손가락에서 떨어지도록 아래 바닥을 향해 천천히 부드럽게 잡아당겨 경추가 목 아래에 놓여 있는 수건을 가볍게 누르게 한 상태에서 10초간 유지한 후 제자리로 되돌아온다. 동작 중 호흡은 계속 유지하면서 10회 반복 시행한다.

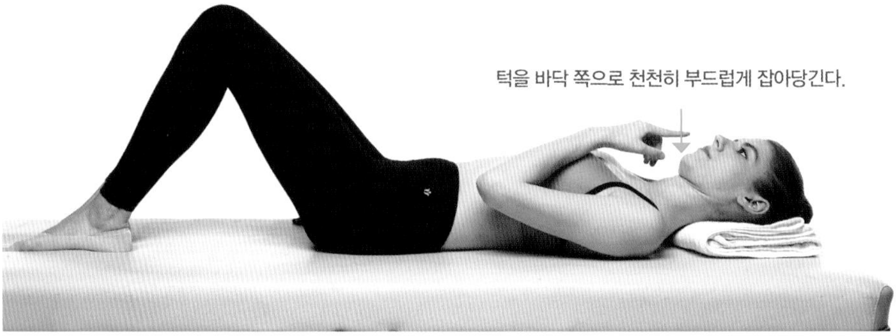

03. 효과

목의 코어근육인 경장근이 강화되면서 목에 안정성이 생긴다.

04. 주의사항

흉쇄유돌근이나 사각근과 같은 표면 목 굴근이 활성화되지 않도록 주의한다. 목이 굴곡되면서 경추가 수건을 누른다거나 머리에서 회전이 일어나서는 안 된다.

05. Note

눈은 아래로 향하도록 한다. 귀를 축으로 하는 회전으로 고개를 끄덕이는 것임을 강조한다. “예”라고 끄덕이며 인사하는 자세이다. 턱에 손가락을 대고 턱을 손가락에서 떼어낸다는 생각으로 연습하면 제대로 된 동작을 쉽게 확인할 수 있다.
일자목 치료의 첫 번째 핵심은 목 앞쪽 근육인 경장근 강화이다.

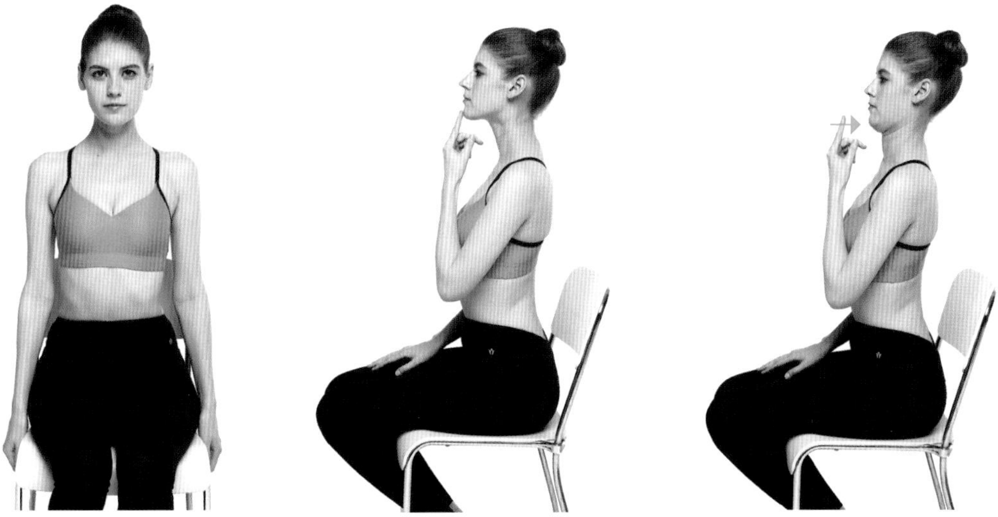

목 강화 운동: 선 자세

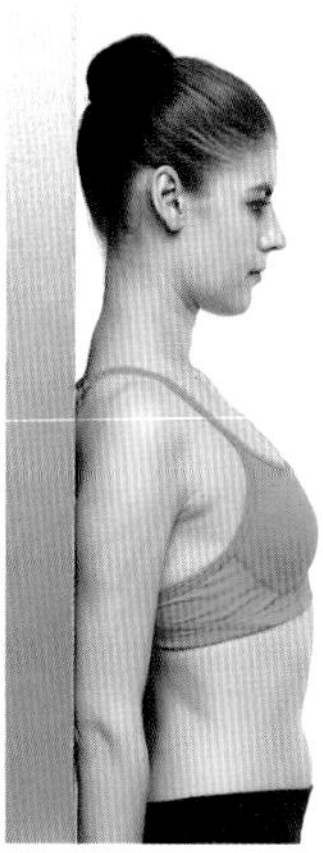

01. 시작자세

발을 벽에서 20cm 정도(본인 발 길이 정도) 떨어지게 하여 뒤로 벽에 편안하게 기댄 채 선 자세를 취한다.

02. 동작

턱을 뒤로 당기면서 상체와 함께 머리를 벽에 압박을 가해 밀어 10초간 유지한 후 머리를 편안하게 제자리로 되돌려놓는다. 이 동작을 10회 반복 시행한다.

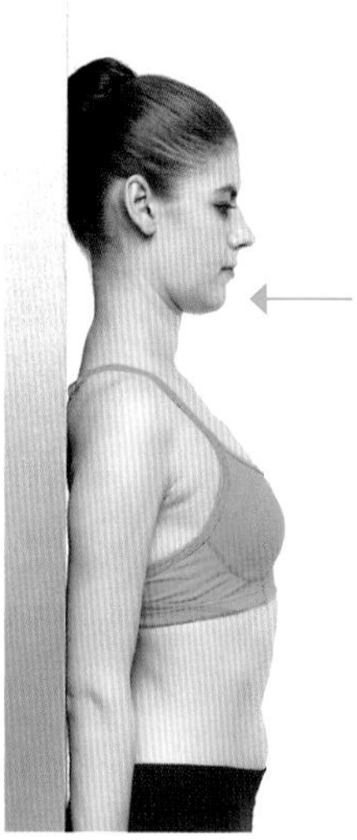

03. 효과

목의 코어근육인 경장근을 강화하고 동시에 목 통증, 두통 및 편타 통증에도 효과적이다.

04. 주의사항

턱을 너무 강하게 당기지 않도록 하고 턱을 당길 때 머리가 숙여지지 않고 입도 벌어지지 않게 턱의 힘으로만 당기도록 한다.

05. Note

동작 중 눈은 정면을 응시한다. 경장근을 활성화시키는 동작은 고개를 숙이는 것이 아니라 끄덕이는 움직임이다.

목 강화 운동: 엎드려 누운 자세

01. 시작자세 ▶ 양팔을 굽혀 팔꿈치를 어깨 아래 바닥에 대고 상체를 세워 엎드려 스핑크스 자세를 취한다.

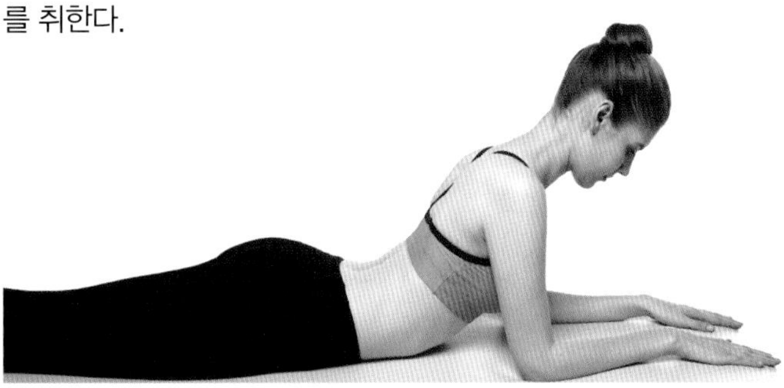

02. 동작 ▶ 턱을 목쪽으로 가볍게 당기면서 머리와 목이 뒤로 당겨진 상태를 만들고 어깨는 아래로 내리고 앞으로 내밀어진 자세에서 10초간 유지한 후 시작자세로 되돌아온다. 이 동작을 10회 반복 시행한다.

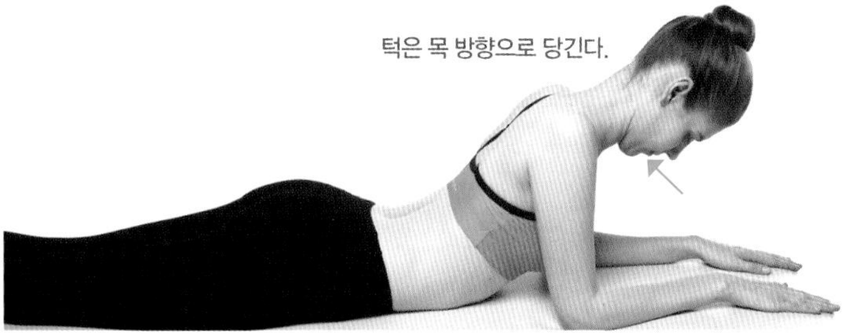

03. 효과 ▶ 목의 코어근육인 경장근을 강화하고 동시에 목 통증, 두통 및 편타 통증에도 효과적이다.

04. 주의사항 ▶ 머리가 아래로 숙여지거나 어깨가 뒤로 당겨지지 않도록 주의한다.

05. Note ▶ 이 동작을 시행하는 동안 시선은 바닥을 응시한다. 경장근을 활성화시키는 동작은 고개를 숙이는 것이 아니라 끄덕이는 움직임이다. 어깨는 동작이 시작될 때 함께 뒤로 움직이고 마지막 자세에서는 앞으로 당겨지도록 한다.

2단계

목 강화 운동(목 신근): 엎드려 누운 자세

01. 시작자세

작은 베개를 이마 밑에 받쳐두고 머리와 어깨를 이완시켜 놓은 상태에서 양팔은 손바닥을 바닥으로 향하게 하여 몸 옆에 나란히 둔 채 엎드려 누운 자세를 취한다.

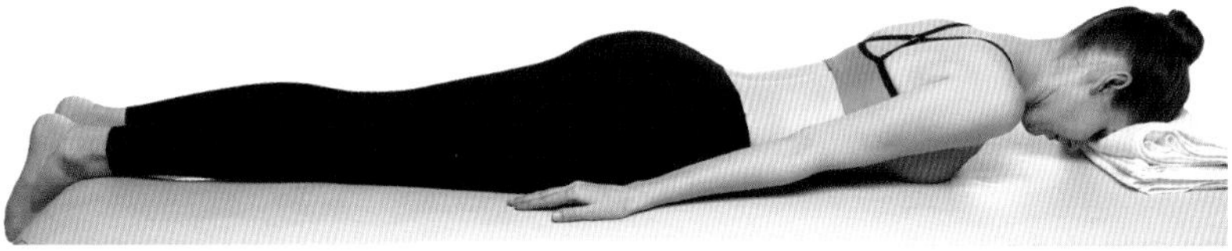

02. 동작

양손 엄지가 위로 향하도록 팔을 내회전시켜 양 어깨 사이의 근육이 수축되어 두 견갑골이 서로 중앙에서 만나는 느낌으로 견갑골을 잡아당기면서 팔을 바닥에서 약간 들어 올린다. 동시에 이마를 부드럽게 수건에서 살짝 들어 올려 10초간 유지한 후 제자리로 내려놓는다. 이때 시선은 바닥을 응시한다. 이 동작을 10회 반복 시행한다.

양손 엄지가 위로 향하게 팔을 내회전시킨다.

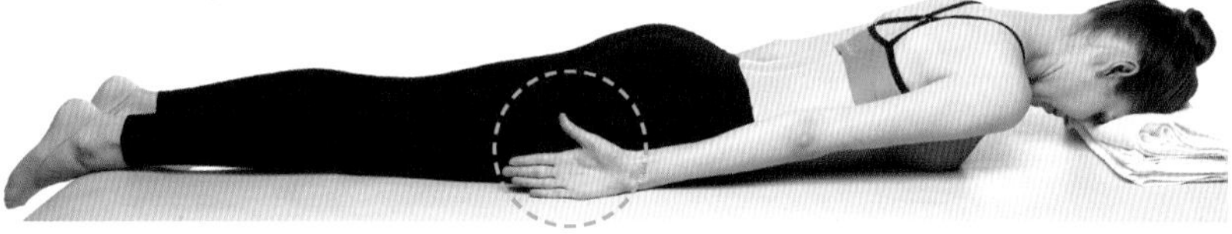

양팔을 약간 들어 올리고 머리를 수건에서 들어 올려 10초간 유지한다.

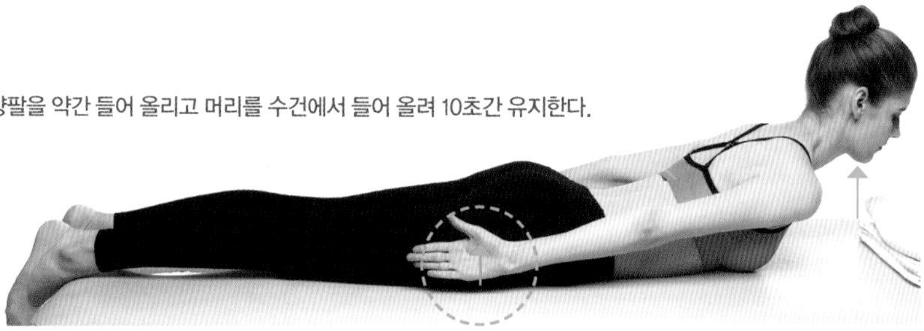

03. 효과

목의 코어근육인 경장근 및 목 신근과 함께 어깨 근육을 동시에 강화하면서 어깨를 안정화해준다. 목 통증 및 두통에도 효과적이다.

04. 주의사항

동작 중 머리를 과도하게 뒤로 젖히지 않도록 한다.

05. Note

이러한 목 근육 강화 운동 중 혀를 입천장에 두게 되면 목의 전방에 위치해 있는 근육을 안정화하는 데에도 많은 도움이 된다.

목 강화 운동(목 굴근): 침대에 바로 누운 자세

01. 시작자세

테이블 위에서 머리를 테이블의 가장자리 밖으로 내밀어 떨어뜨려 놓은 채 바로 누운 자세를 취한다.

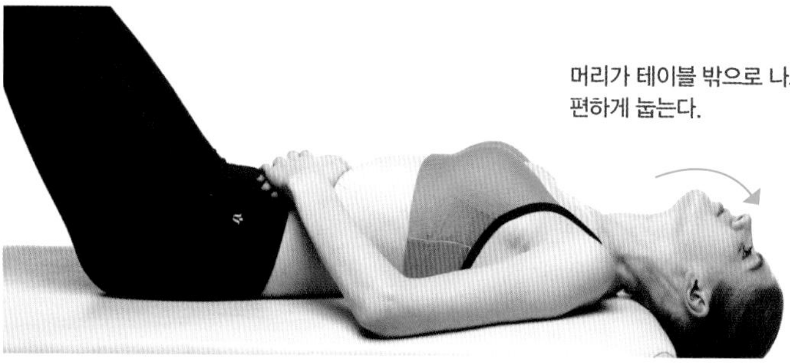

02. 동작

턱을 아래 가슴으로 부드럽게 잡아당겨 내려 머리와 상체의 상부가 일직선을 이루게 한 상태에서 상체를 테이블 위로 가볍게 천천히 들어 올려 10초간 유지한 후 시작자세로 되돌아온다. 이 동작을 10회 반복 시행한다.

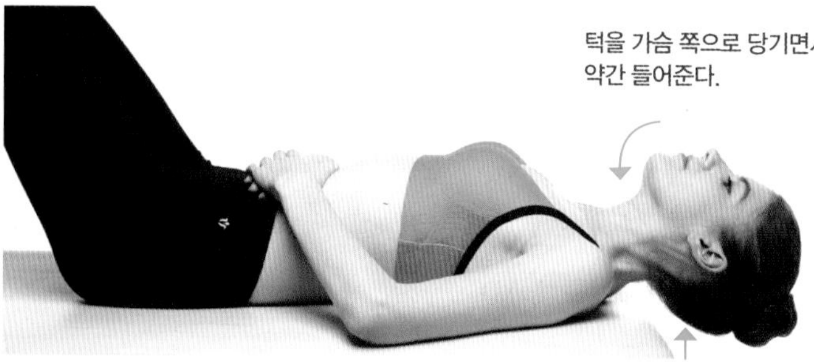

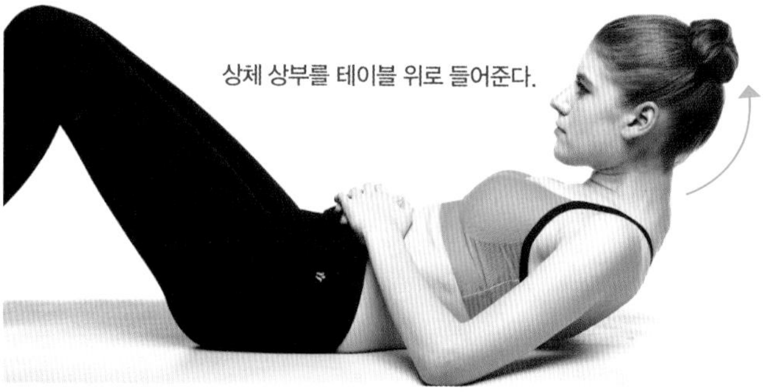

03. 효과 목의 코어근육인 경장근과 함께 복근까지 강화해준다. 목 통증, 두통 및 편타 통증에도 효과적이다.

04. 주의사항 머리가 테이블 밖으로 너무 많이 나가지 않도록 한다. 머리를 들어 올릴 때에는 목만 구부리지 않고 목에 힘을 줘 편 상태에서 목과 머리가 일직선을 이루게 하는 노력이 필요하다. 운동 중 어지러움이나 메스꺼움 증상이 나타나면 즉시 중단한다.
이 운동은 강한 자극을 주므로 앞에서 배운 운동을 다하고 익숙해진 다음에 시행한다. 큰 효과가 있는 만큼 잘못할 경우 위험성도 크다.

05. Note 이러한 목 근육 강화 운동 중 혀를 입천장에 두게 되면 목의 전방에 위치해 있는 근육을 안정화하는 데에도 많은 도움이 된다.

목 강화 운동: 앉은 자세

01. 시작자세

바로 서거나 앉은 자세에서 시작한다.

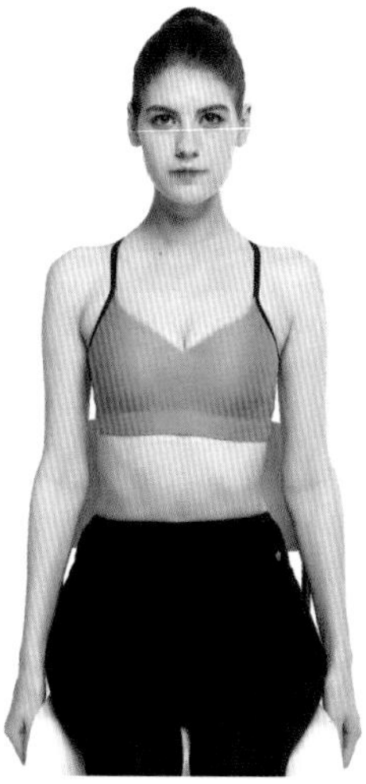

02. 동작

처음에는 한쪽 손을 같은 쪽의 머리 관자놀이 부근에 대고 머리를 지그시 손을 댄 방향으로 숙인다. 이때 손에 힘을 주이 고개가 기울어지시 않도록 저항한다. 그런 다음 반대쪽의 관자놀이 부근에 손을 대고 같은 방법으로 머리를 반대쪽 옆으로 숙이는 동작을 한다. 다음으로 양손을 깍지 끼어 이마에 대고 역시 머리를 앞으로 숙이듯 힘을 가하면서 손에도 힘을 주어 고개가 많이 숙여지지 않도록 지탱한다. 마지막으로 양손을 깍지 끼어 뒤통수에 손을 대고 같은 방법으로 고개를 뒤로 젖히면서 손에 힘을 주어 고개가 많이 젖혀지지 않도록 저항한다. 각각의 동작에서 10초간 유지한 후 다음 동작으로 넘어가고 네 동작을 1회로 5세트를 반복한다.

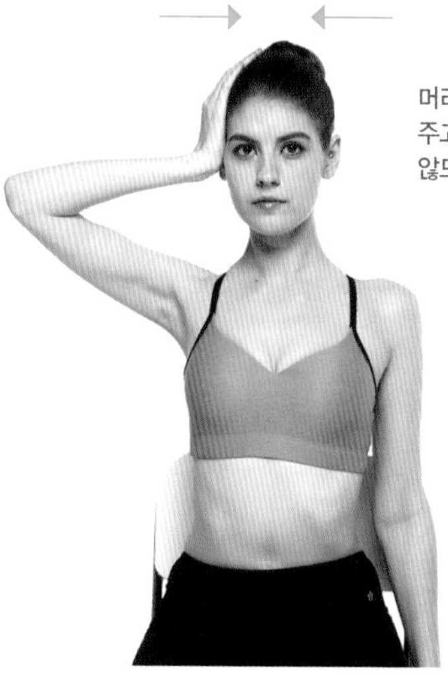

머리는 손을 댄 방향으로 힘을 주고 손은 머리가 넘어가지 않도록 저항한다.

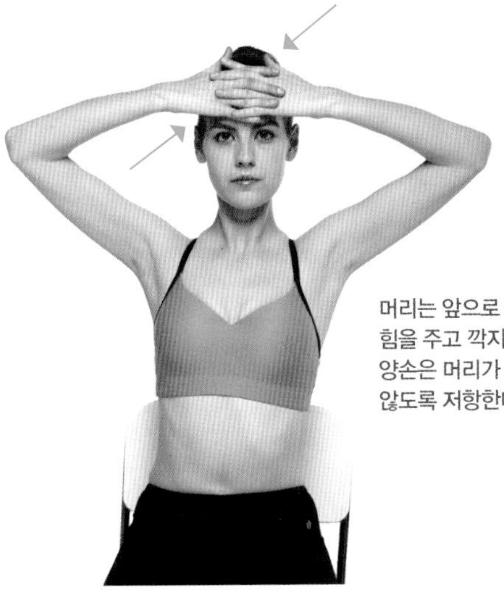

머리는 앞으로 숙이려
힘을 주고 깍지 낀
양손은 머리가 숙여지지
않도록 저항한다.

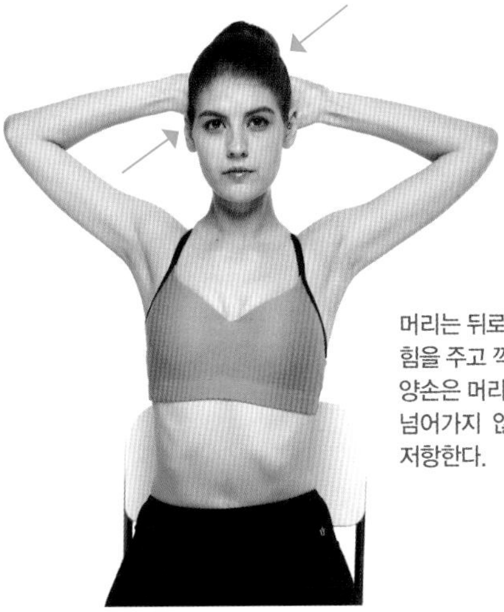

머리는 뒤로 넘기려
힘을 주고 깍지 낀
양손은 머리가 뒤로
넘어가지 않도록
저항한다.

03. 효과

목을 지지하고 움직이는 모든 근육을 동시에 강화해주어 목을 안정화한다. 목 통증 및 두통에도 효과적이다.

04. 주의사항

동작 중 목 근육에 힘을 너무 과하게 주지 않도록 한다. 숙이거나 기울이는 힘도 약 50% 정도 사용한다는 느낌으로 시행하고 무리하게 더 이상의 힘을 주지 않도록 한다.

05. Note

이러한 목 근육 강화 운동 중 혀를 입천장에 두게 되면 목의 전방에 위치해 있는 근육을 안정화하는 데에도 많은 도움이 된다.

제6장

폼롤러를 이용한 스트레칭 운동

척추 교정과 척추기립근 스트레칭

01. 시작자세

폼롤러(form roller)를 세로로 하여 등에 대고 양 무릎을 굽힌 채 바로 누운 자세를 취한다.

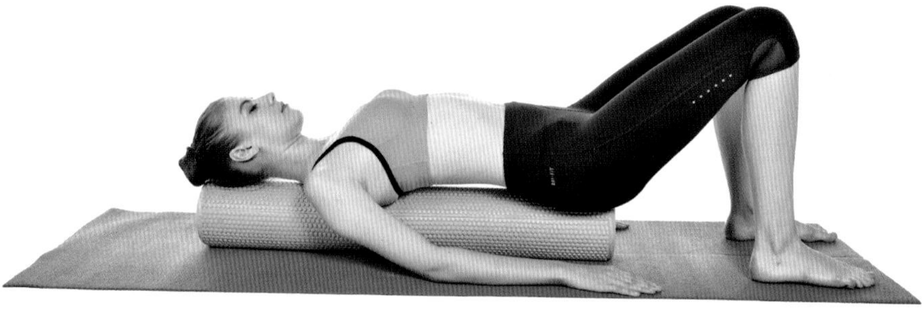

02. 동작

이 자세를 10분간 유지하여 뒤로 튀어나온 척추를 밀어 넣는다. 그런 후 약 15분간 폼롤러 위에서 허리를 좌우로 움직인다.

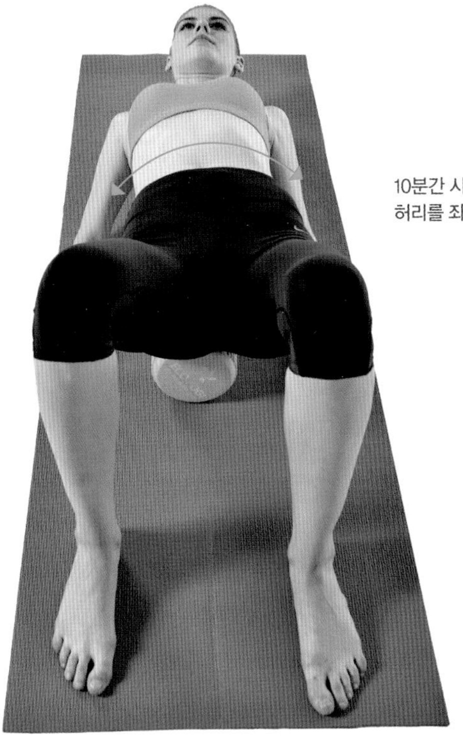

10분간 시작자세를 유지한 후 15분간 허리를 좌우로 움직여준다.

03. 효과

척추기립근을 스트레칭 시켜 줄 뿐만 아니라 척추의 가동성을 개선시켜 줌으로써 허리 통증에도 효과가 있다.

04. 주의사항

허리를 좌우로 움직일 때 상체의 흔들림이 일어나지 않도록 주의한다. 호흡을 통해서 척추의 가운데 부분인 극돌기가 폼롤러에 닿도록 해야 한다.

05. Note

이 운동은 굽은 등 개선에 효과가 있을 뿐만 아니라 탄력 있는 가슴을 만드는 데에도 도움이 된다.

몸통 비틀기

01. 시작자세

폼롤러를 세로로 하여 등에 대고 양 무릎을 굽힌 채 바로 누운 자세를 취한다.

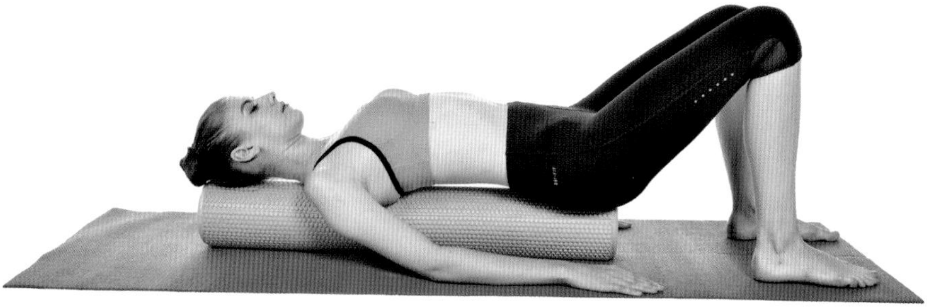

02. 동작

양팔을 옆으로 벌린 채 엉덩이로 폼롤러를 한쪽으로 굴리고 상체는 반대쪽으로 돌리면서 팔을 들어준다. 이 자세를 5초간 유지하고 좌우 교대로 각각 10회씩 반복 시행한다.

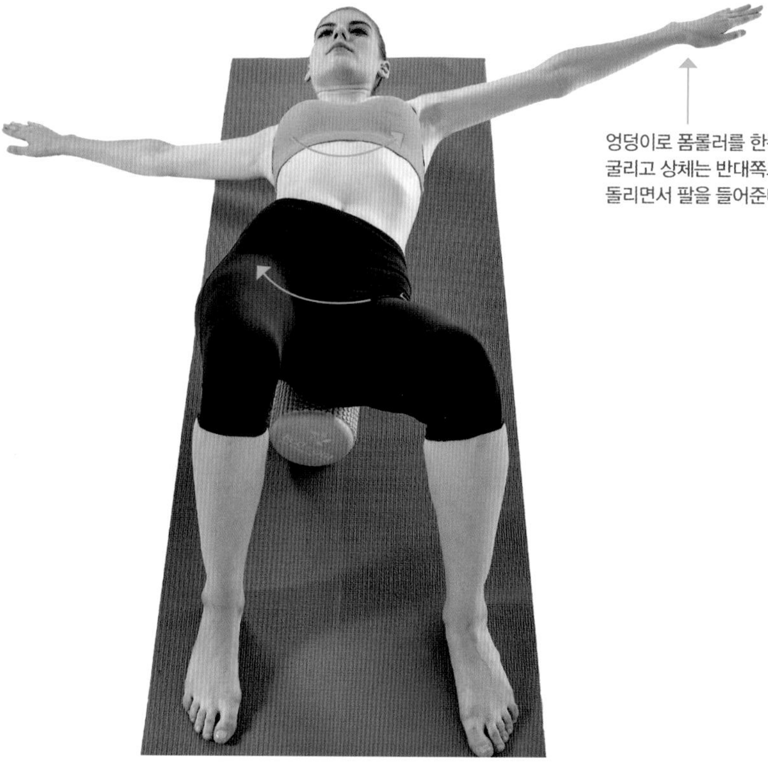

엉덩이로 폼롤러를 한쪽으로
굴리고 상체는 반대쪽으로
돌리면서 팔을 들어준다.

03. 효과

목과 척추의 가동성 및 유연성을 증대시켜 줌과 동시에 구부정한 등을 개선시켜 주는 효과도 있다.

04. 주의사항

펼친 양팔은 상체와 수평을 유지하도록 하고 상체의 균형을 잃지 않도록 주의한다.

05. Note

이 운동은 굽은 등 개선에 효과가 있을 뿐만 아니라 탄력 있는 가슴을 만드는 데에도 도움이 된다.

후두하근 스트레칭

01. 시작자세

폼롤러를 세로로 하여 머리가 폼롤러를 밖으로 나오게 등에 대고 양 무릎을 굽힌 채 바로 누운 자세를 취한다.

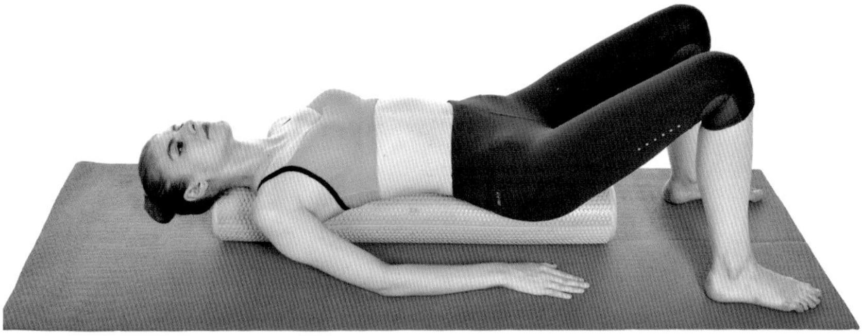

02. 동작

고개를 좌우로 천천히 돌려 폼롤러의 모서리에 의해 후두하근에 압박이 가해지도록 한다.

고개를 좌우로 천천히 돌려 후두하근을 압박한다.

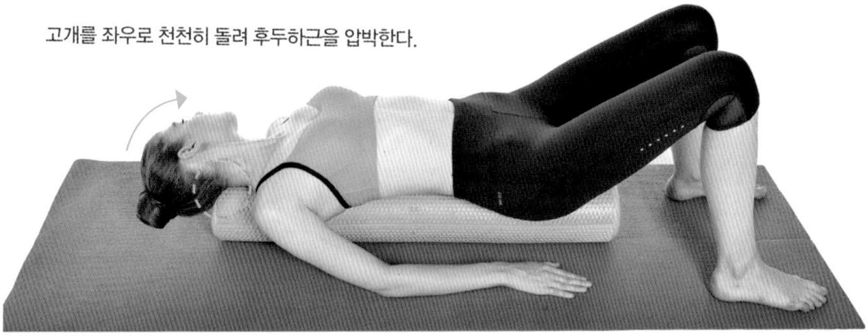

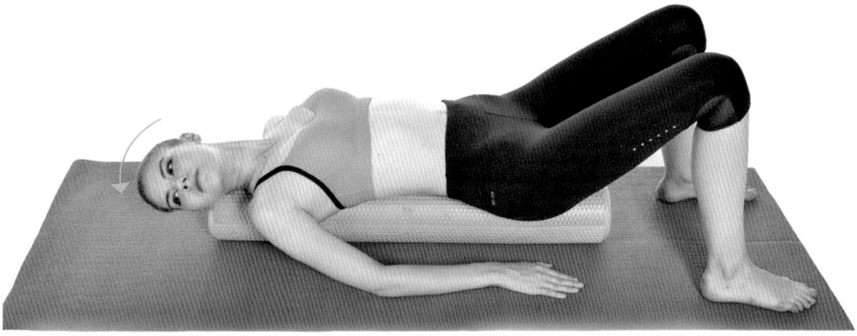

03. 효과

후두하근을 이완시켜 줄 뿐만 아니라 경추의 가동성을 증가시켜 줌으로써 경추성 두통에도 효과가 있으며, 구부정한 등을 교정하는 데 도움이 된다.
(후두하근: 그림 10-1 참조)

04. 주의사항

고개를 돌릴 때 상체가 따라 움직이지 않도록 주의하고 머리 무게 이상의 힘으로 누르지 않도록 한다.
전정기관의 기능이 떨어져 있는 경우 고개를 뒤로 했을 때 어지럼증이 심하게 생기므로 주의해야 한다.

05. Note

테니스공을 이용해도 같은 효과를 볼 수 있다.

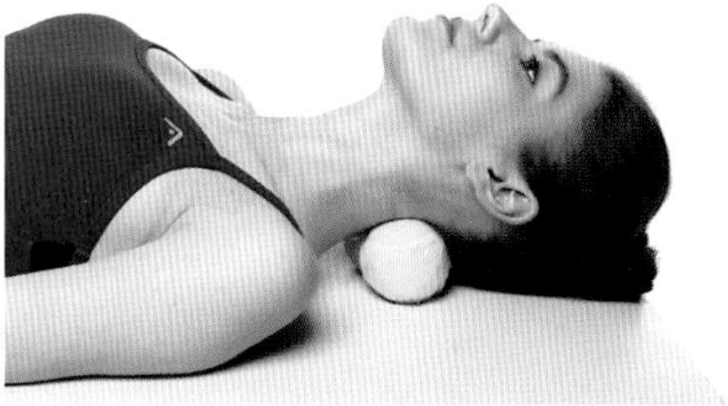

목 스트레칭

01. 시작자세 ▶ 폼롤러의 양끝을 손으로 잡고 폼롤러 위에 머리의 모발 경계선을 대며 양 무릎을 굽힌 채 바로 누운 자세를 취한다.

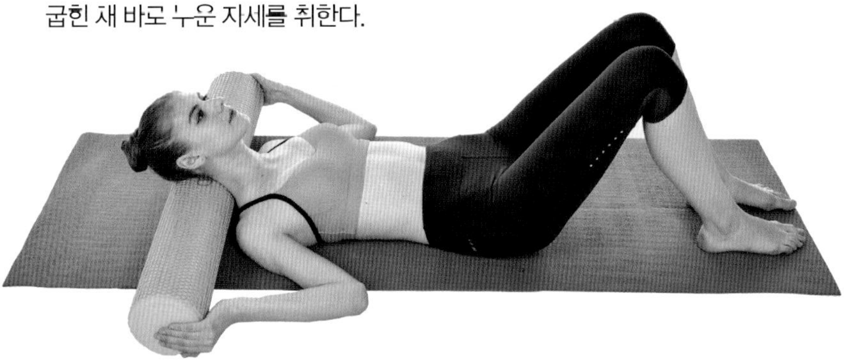

02. 동작 ▶ 폼롤러가 움직이지 않게 양끝을 손으로 붙잡고 코가 포물선을 그리듯 고개를 천천히 좌우로 돌린다.

코가 포물선을 그리듯 고개를 천천히 좌우로 돌려준다.

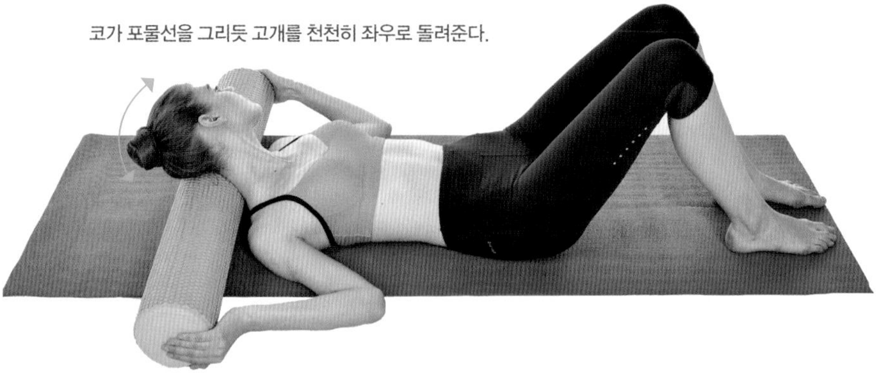

03. 효과 ▶ 경추의 긴장 완화는 물론 목 커브의 형성과 함께 경추 가동성의 증진 효과가 있어 목이 뻐근할 때 좋은 운동이다.

04. 주의사항 ▶ 어깨를 들어 올리지 않고 두개골 하단으로 폼롤러를 지그시 눌러 폼롤러가 빠지지 않도록 주의한다.

05. Note ▶ 테니스공을 이용해도 같은 효과를 볼 수 있다.

가슴 스트레칭

01. 시작자세

폼롤러를 등 상부 견갑골 밑에 두고 양손을 머리 밑에 받쳐두며 양 무릎을 굽힌 채 바로 누운 자세를 취한다.

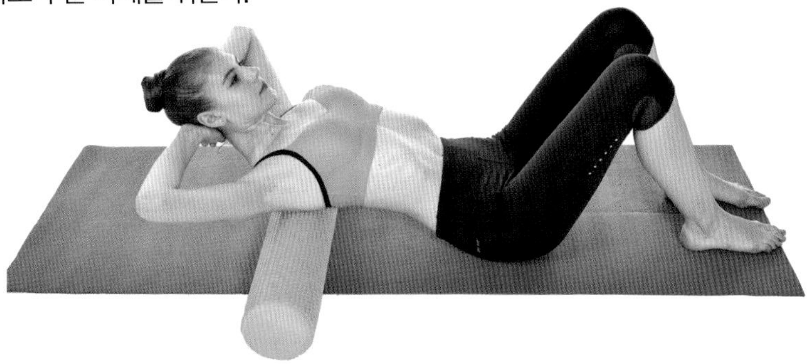

02. 동작

숨을 들이쉬면서 머리와 함께 가슴 부위를 뒤로 최대한 당겨 내려 신전시킨 상태에서 5초간 유지한 후 숨을 내쉬면서 제자리로 되돌아온다. 이 동작을 10회 반복 시행한다.

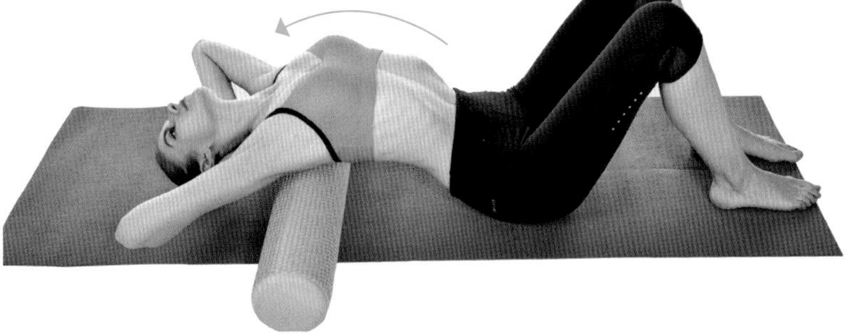

03. 효과

거북목과 굽은 등 교정에 효과가 있다.

04. 주의사항

상체를 뒤로 젖힐 때 골반이 바닥에서 따라 올라가지 않도록 주의한다. 가슴 스트레칭 시 통증이 심한 경우나 잘 안되는 경우 폼롤러를 작은 것으로 하면 가능하다.

05. Note

폼롤러 대신 수건을 단단하게 말아 등에 대고 할 수도 있다. 이 운동은 탄력 있는 가슴을 만드는 데에도 도움이 된다.

능형근과 극하근 스트레칭

01. 시작자세

견갑골 부분이 폼롤러에 닿도록 하고 양손을 깍지 껴서 머리 밑에 받쳐두며 양 무릎은 굽힌 채 바로 누운 자세를 취한다.

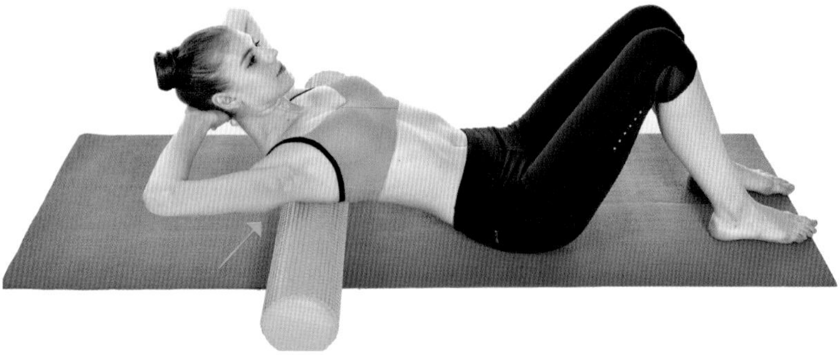

02. 동작

엉덩이를 들어주고 발로 바닥을 밀면서 다리를 이용하여 등 부위를 폼롤러에서 위 아래로 굴려준다.

엉덩이를 들어주고 다리를 이용해 등을 폼폴러 위에서 굴려준다.

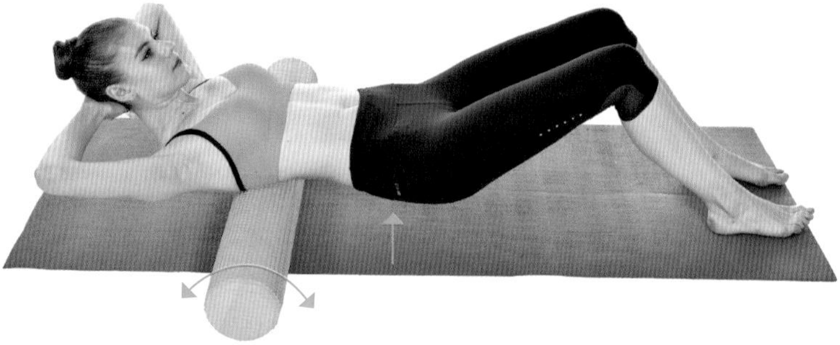

03. 효과

능형근과 극하근 스트레칭은 등 상부의 가동성을 증대시켜 줌으로써 날갯죽지와 견갑골 부위가 아플 때 효과가 좋다.(능형근, 극하근: 그림 1-3 참조)

04. 주의사항

엉덩이가 아래로 떨어져 허리가 꺾이지 않도록 한다. 처음 시작할 때는 폼롤러를 작은 것으로 한다.

05. Note

상체를 바닥과 수평을 이루게 하고 가슴을 최대한 펴준다.

등 스트레칭 1

01. 시작자세 ▶

폼롤러를 등 상부 견갑골 밑에 두고 엉덩이를 바닥에서 약간 들어 올리며 양손을 머리 밑에 받쳐둔 채 바로 누운 자세를 취한다.

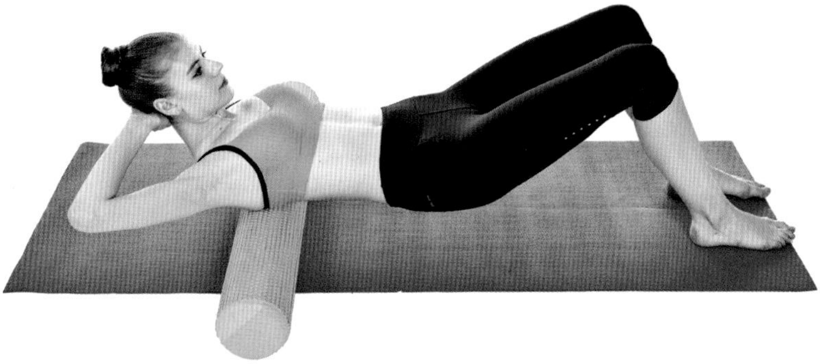

02. 동작 ▶

숨을 내쉬면서 양팔을 최대한 얼굴 앞으로 당겨 올려 등을 스트레칭 시킨 상태에서 5초간 유지한 후 숨을 들이쉬면서 제자리로 내린다. 이 동작을 10회 반복 시행한다.

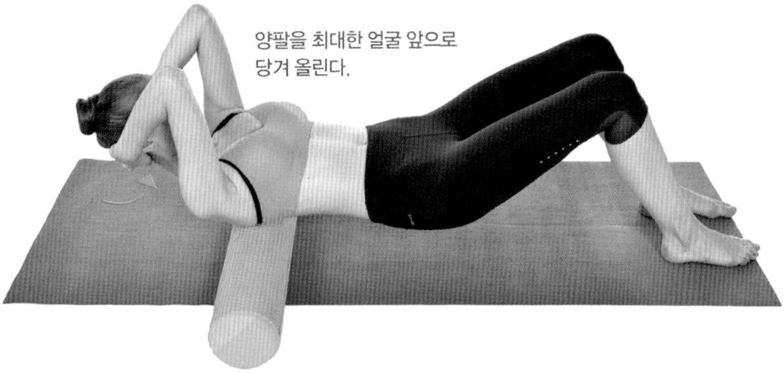

03. 효과 ▶

굽은 등 교정에 효과가 있을 뿐만 아니라 흉추 가동성 개선에도 도움이 된다.

04. 주의사항 ▶

상체가 흔들리지 않도록 주의한다. 척추측만증 환자는 이 운동을 피하도록 한다.

05. Note ▶

폼롤러 대신 수건을 단단하게 말아 등에 대고 할 수도 있다. 이 운동은 탄력 있는 가슴을 만드는 데에도 도움이 된다.

등 스트레칭 2

01. 시작자세 ◣ 폼롤러 위에 양팔을 올려놓고 무릎을 꿇어 엉덩이를 발뒤꿈치에 붙인 채 엎드려 누운 자세를 취한다.

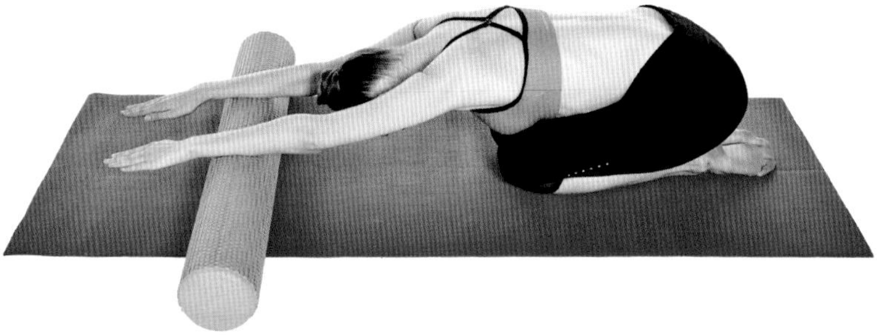

02. 동작 ◣ 숨을 내쉬는 동안에 엉덩이를 들어 올리면서 양팔을 최대한 폼롤러 위에서 머리까지 미끄러지게 뻗어 올려 등을 스트레칭 시킨 다음 숨을 들이쉬면서 시작자세로 되돌아온다. 이 동작을 10회 반복 시행한다.

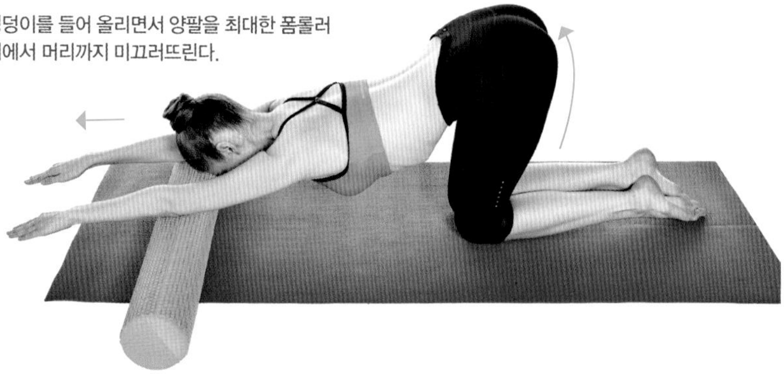

03. 효과 ◣ 굽은 등 교정에 효과가 있을 뿐만 아니라 흉추 가동성 증진 및 척추측만증 개선에도 도움이 된다.

04. 주의사항 ◣ 엉덩이를 들어 올릴 때 무릎을 90도 이상 펴지 않도록 주의한다.

05. Note ◣ 이 운동은 탄력 있는 가슴을 만드는 데에도 도움이 된다.

굽은 등 펴기 운동: 가슴 스트레칭

01. 시작자세

폼롤러를 세로로 하여 등에 대고 양 무릎은 굽히며 양팔을 천장을 향해 들어 올린 채 바로 누운 자세를 취한다.

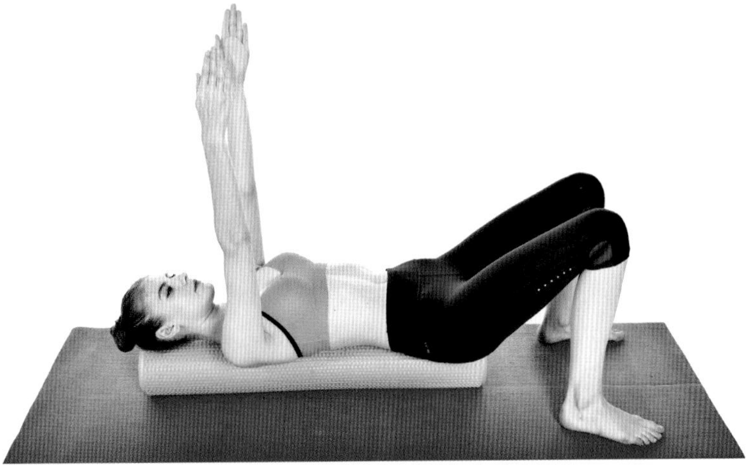

02. 동작

1) 숨을 들이쉬면서 양팔을 귀 옆으로 내리고 숨을 내쉬면서 제자리로 되돌아 온다.
2) 다시 숨을 들이쉬면서 양팔을 양옆으로 내렸다가 숨을 내쉬면서 제자리로 들어 올린다. 이 동작을 각각 20회씩 반복 시행한다.

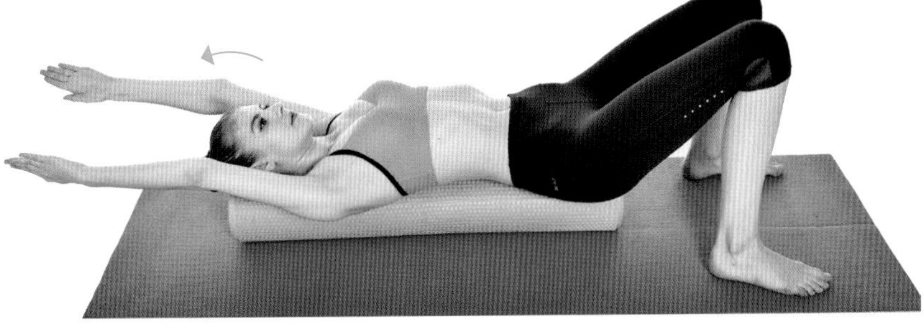

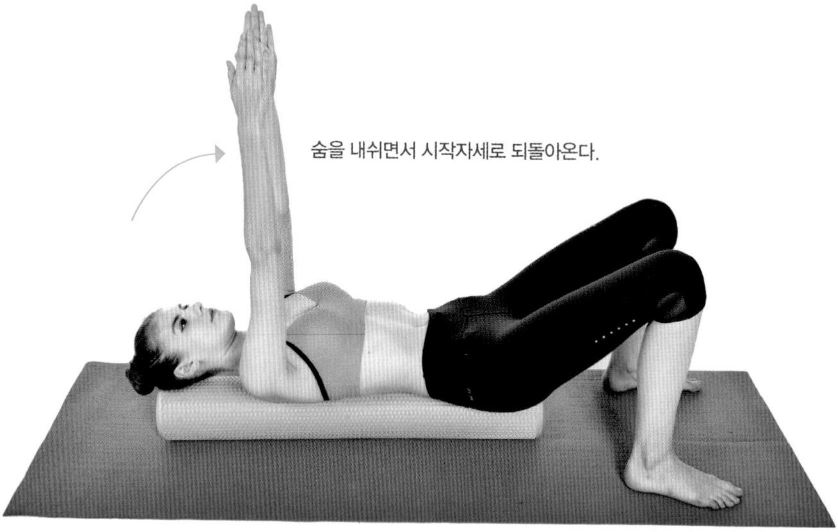

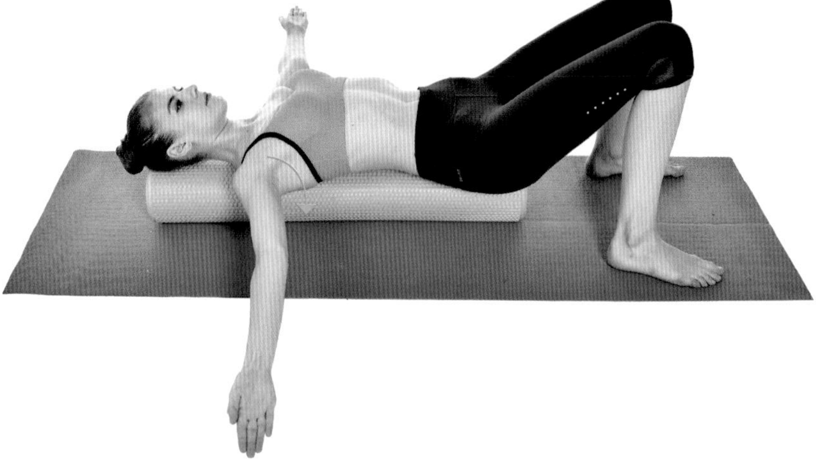

03. 효과 거북목과 굽은 등 교정에 효과가 있다.

04. 주의사항 팔을 옆으로 벌릴 때 몸이 좌우로 움직이지 않도록 주의한다.

05. Note 폼롤러 대신 수건을 단단하게 말아 등에 대고 할 수도 있다. 이 운동은 탄력 있는 가슴을 만드는 데에도 도움이 된다.

굽은 등 펴기 운동: 전거근 강화 1

01. 시작자세

폼롤러를 세로로 하여 등에 대고 바로 누워 양팔을 천장을 향해 뻗어 올린 자세를 취한다.

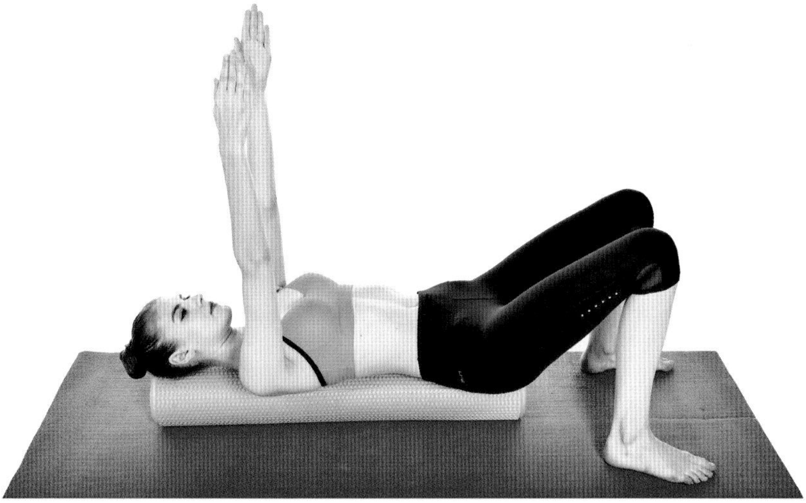

02. 동작

천장을 향해 양팔을 어깨가 딸려 올라갈 정도로 뻗어 올려 1분간 유지한다. 이 동작을 2세트 반복 시행한다.

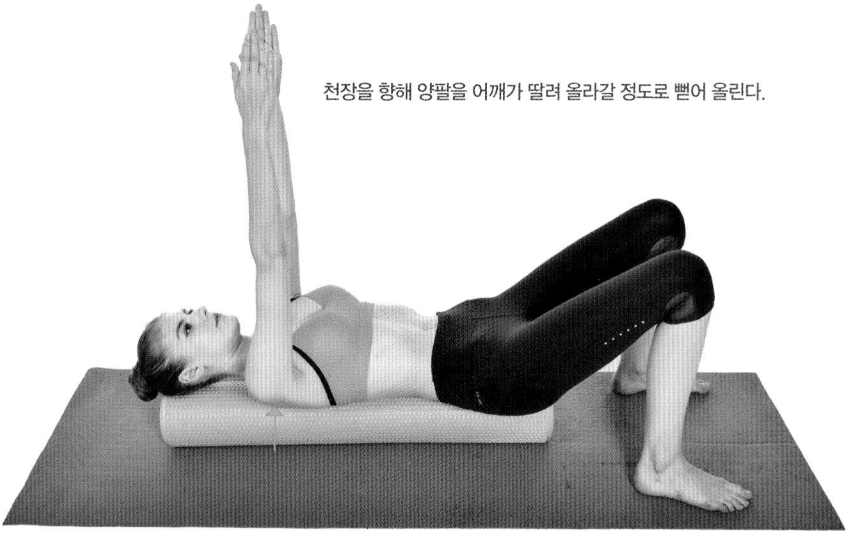

03. 효과 전거근이 강화되면서 구부정한 등과 거북목을 교정하는 데 도움이 된다.
(전거근: 그림 3-1 참조)

04. 주의사항 상체를 견고하게 고정시켜 흔들리지 않도록 주의한다.

05. Note 동작 중 보조자가 양손을 위에서 바닥을 향해 눌러 저항을 가하면 좀 더 강한 운동 효과를 볼 수 있다. 상승모근이 이완되는 효과도 있다.

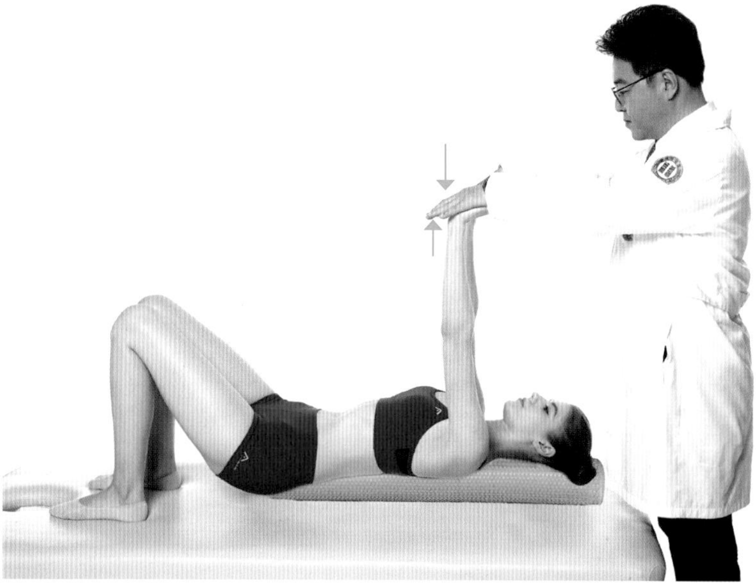

굽은 등 펴기 운동: 전거근 강화 2

01. 시작자세

폼롤러 위에 양팔을 펴서 손바닥으로 짚고 네 발로 기는 자세를 취한다.

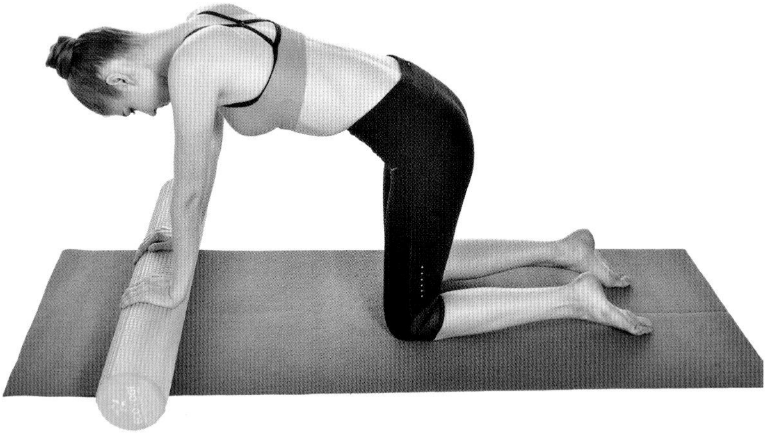

02. 동작

양팔을 쭉 뻗어 올려 두 견갑골을 양쪽 외측으로 당겨 내린 상태에서 1분간 유지한다. 이 동작을 2세트 반복 시행한다.

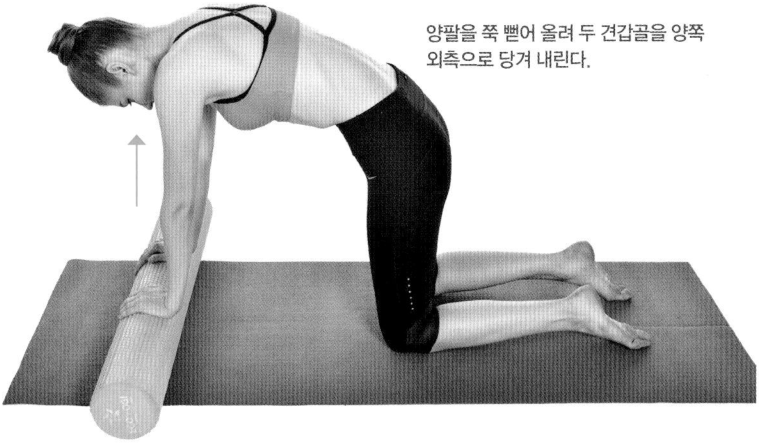

03. 효과

전거근이 강화되면서 구부정한 등과 거북목을 교정하는 데 많은 도움이 된다. 반사적으로 상승모근이 이완되는 효과도 있다.

04. 주의사항

팔을 뻗어 펴면서 두 견갑골을 당겨 내리는 것이지 등을 구부정하게 하는 것이 아니다.

05. Note

양팔과 허벅지는 바닥과 수직을 이루는 것이 좋다.

광배근 스트레칭

01. 시작자세 폼롤러를 견갑골에 닿게 하여 바로 누운 자세를 취한다.

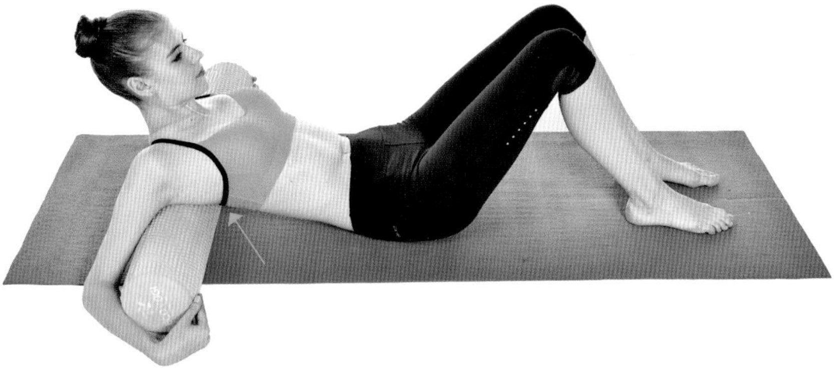

02. 동작 바로 누운 자세에서 상체를 옆으로 돌려 폼롤러에 한쪽 견갑골이 닿게 하고 팔을 뻗어 올린 다음 다리를 이용하여 폼롤러를 굴려 이 부위를 스트레칭 시킨다. 1분간 2세트 기준으로 반대쪽도 반복 시행한다.

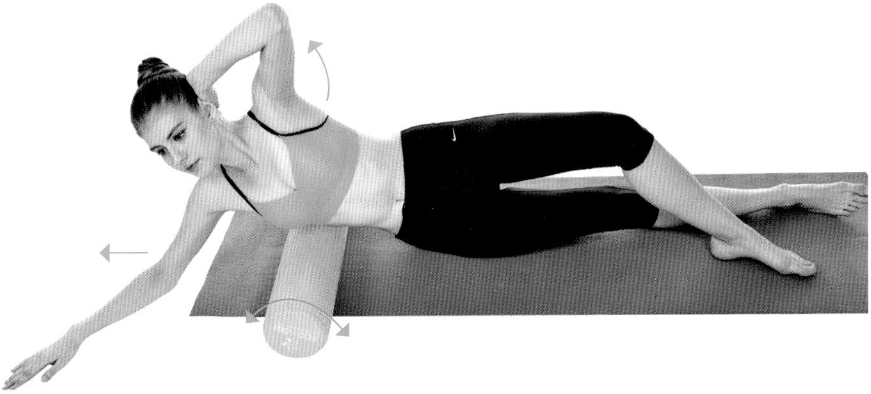

03. 효과 만성 어깨관절 통증이 있거나 '만세'하는 동작에 제약이 있을 때 효과가 좋다.

04. 주의사항 골반은 바닥에 견고하게 유지시켜 상체에서 흔들림이 일어나지 않도록 한다.

05. Note 다리를 이용하여 상체를 밀고 당기면 폼롤러를 쉽게 굴릴 수 있다.

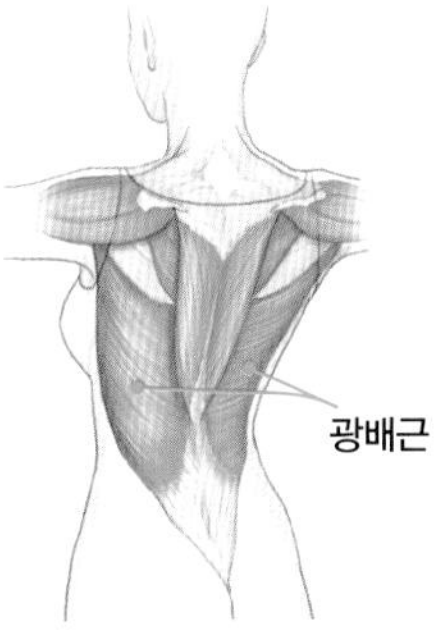

그림 6-1. **광배근**

제7장

목을 건강하게: 근 에너지 이완요법

Muscle energy technique

1. 근 에너지 이완요법이란?

우리가 근육을 일반적으로 스트레칭 시키면 근육 안에 분포되어 있는 '방추체(muscle spindle)'와 '골지건(Golgi tendon)'이라는 신경조직의 작용에 의해 근육에서 스트레칭과는 반대로 작용하는 힘이 발생하게 된다.

이는 우리 몸에서 근육이 과도하게 스트레칭 되는 것을 방지하여 부상을 예방하는 신경 작용 중의 하나이다. 하지만 예를 들어 경직된 근육을 스트레칭 시켜야 하는 경우에는 이 기능이 장애 요인이 된다.

따라서 스트레칭의 효과를 높이려면 이러한 근육의 반사작용을 제거해야 하는데, 이를 해결해주는 기법이 바로 근 에너지 이완요법(muscle energy technique)이다. 이 치료법은 치료 과정에서 근육을 일시적으로 능동적으로 수축시켰다가 이완시킨 상태에서 스트레칭을 적용해 이 같은 근육의 반사작용이 일어나지 않도록 신경학적인 차원에서 고안된 연부조직 이완 테크닉이다.

이와 같은 근 에너지 이완요법은 오래 전부터 미국과 유럽에서 정골요법 의사(osteopathy doctor)들에 의해 연구되고 근육 치료에 적극 활용되어온 요법이다. 지금은 이 치료법이 전 세계에 널리 알려져 연부조직 치료에 보편적으로 활용되고 있다.

2. 근 에너지 이완요법 실시 방법

근 에너지 이완요법의 실시 방법에는 3개 단계가 있다.

우선 관절을 시술자가 수동적으로 움직이면서 그 관절의 움직임이 멈추는 '일차 장벽'을 찾아낸다. 시술자는 그 상태를 유지하고 있으면서 환자에게 숨을 들이쉰 후 멈춘 상태에서 정상 힘의 20~30%의 힘을 활용하여 시술자의 힘에 저항하라고 지시한다(직선 빨간색 화살표).

이 등척성 저항의 상태를 5초 정도 유지한 후 환자에게 숨을 내쉬면서 힘을 빼고 이완시키라고 지시한다. 이 순간에 시술자는 새로운 장벽이 나타날 때까지 관절을 좀 더 움직여 근육을 스트레칭 시킨다(곡선 파란색 화살표). 이 위치를 '이차 장벽'이라고 한다.

이 과정을 2~3회 반복 시행한다.

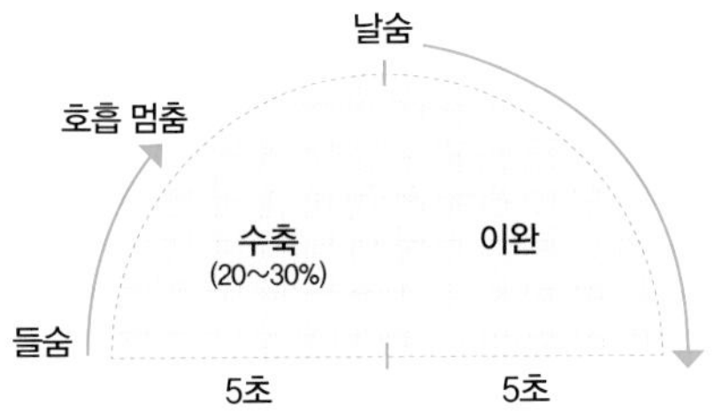

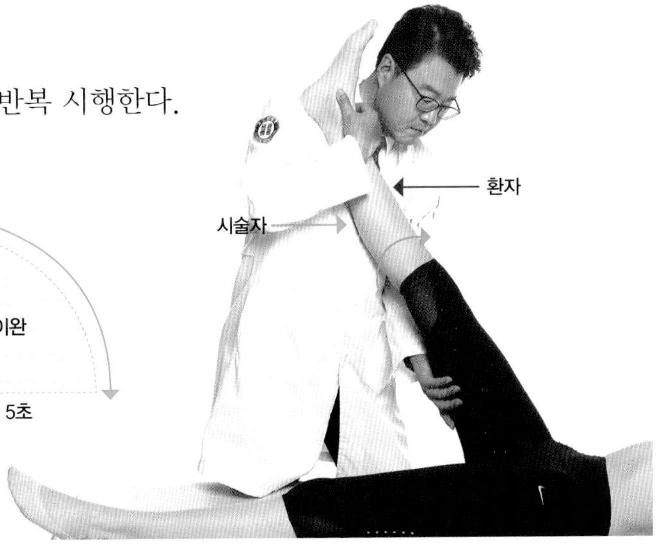

상승모근

환자의 자세: 환자는 바닥이나 테이블 위에 바로 눕는다.

시술자의 자세: 환자의 머리 쪽에 위치한다.

치료

한 손으로는 어깨를 고정하고 다른 손으로는 같은 쪽의 머리(귀 유양돌기 부위)를 잡아 환측에서 멀어지는 쪽으로 측굴시켜 제한장벽까지 혹은 약간 이전까지 신장시킨다. 환자는 고정한 어깨를 귀 쪽으로 움직이려 하고 동시에 귀를 어깨 쪽으로 움직이려는 힘을 주는데, 노력은 아주 경미해야 하고 통증이 없어야 한다.

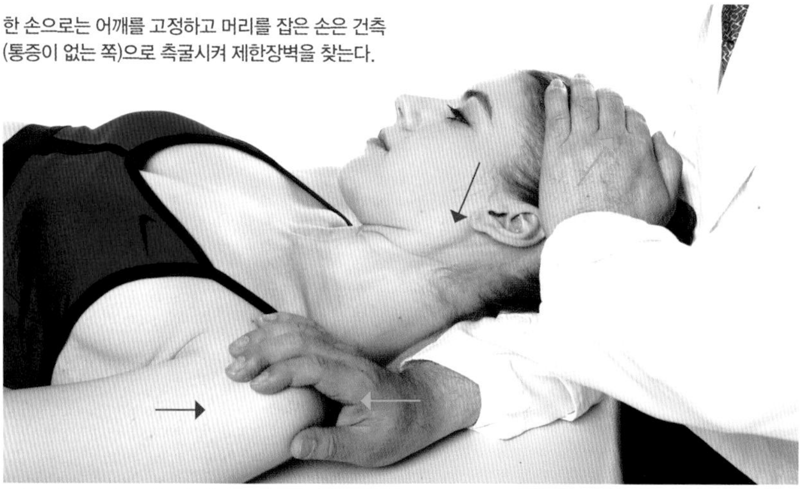

〈상승모근: 그림 1-2와 1-3 참조〉

제한장벽을 넘어 측굴시킨다. 이때 통증을 느끼면 중단한다.

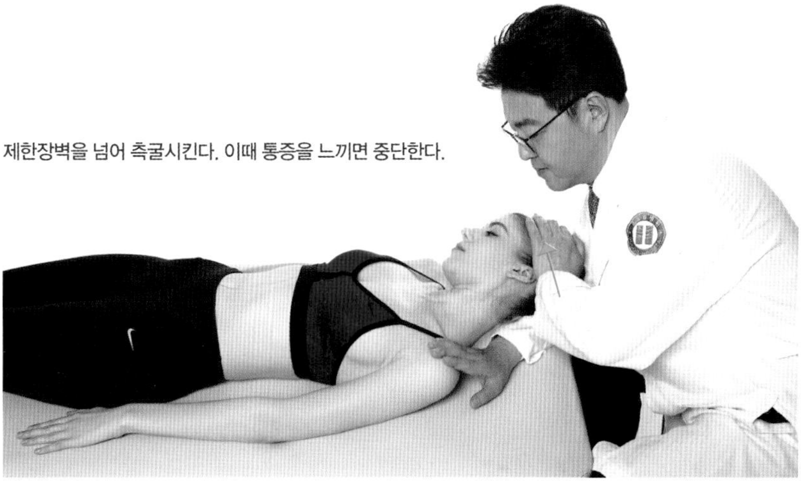

상승모근 Self-stretching

팔을 머리 측면에 댄다.

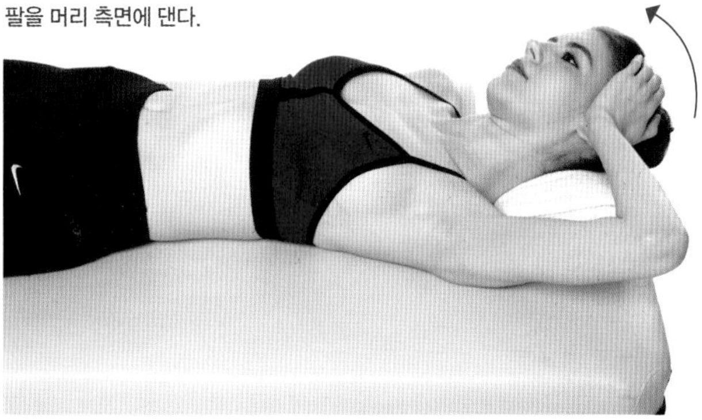

턱을 뒤로 당기고 머리를 굴곡시킨 다음, 측굴과 반대되는 방향으로 머리를 민다.

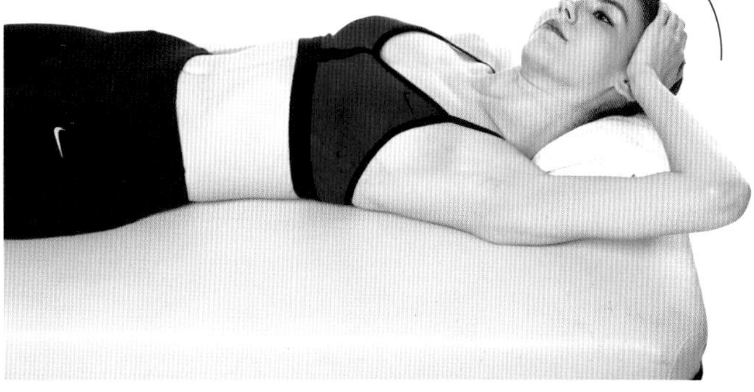

사각근

환자의 자세: 환자는 바닥이나 테이블 위에 바로 눕고 어깨 아래에 수건을 여러 겹 포개어 받쳐 머리가 약간 뒤로 젖혀진 자세를 취하게 한다.

시술자의 자세: 환자의 머리 쪽에 앉는다.

치료

환자의 목을 약간 신전시킨 상태에서 환측에서 멀어지는 쪽으로 측굴시킨다. 이때 근섬유의 방향에 따라 목의 회전 자세도 아래와 같이 달라진다.

① **후사각근:** 목을 완전히 회전시키고 약간 신전된 상태에서 등척성 수축 후 손으로 약한 신장을 가해준다.

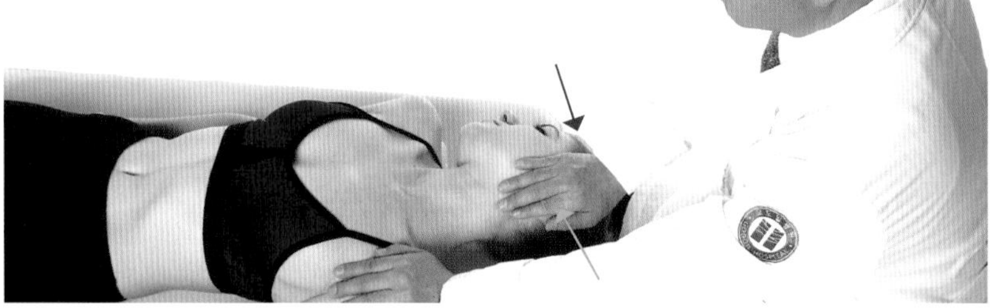

② **중사각근:** 목을 반만 돌리고 약간 신전된 상태에서 등척성 수축 후 손으로 약한 신장을 가해준다.

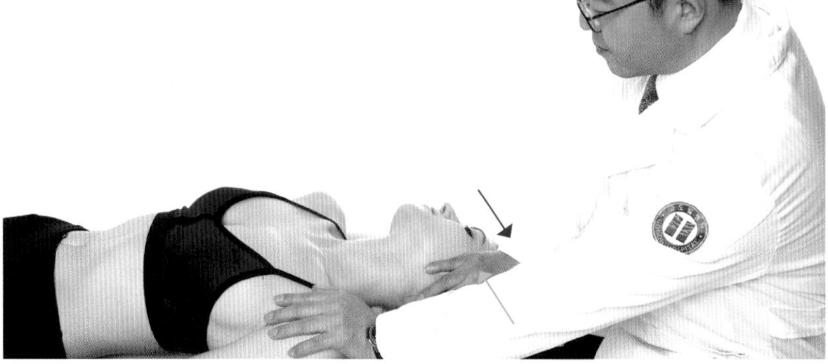

③ **전사각근:** 목을 약간만 돌리고 약간 신전된 상태에서 등척성 수축 후 손으로 약한 신장을 가해준다.

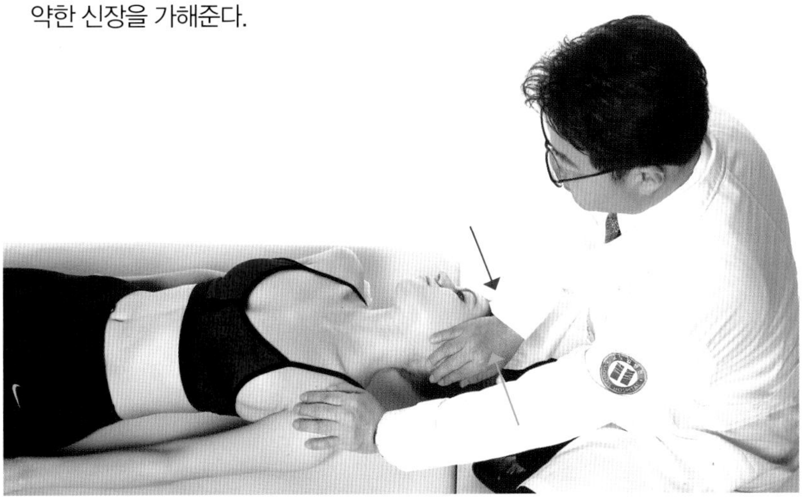

〈사각근: 그림 1-2 참조〉

중 · 후사각근 Self-stretching

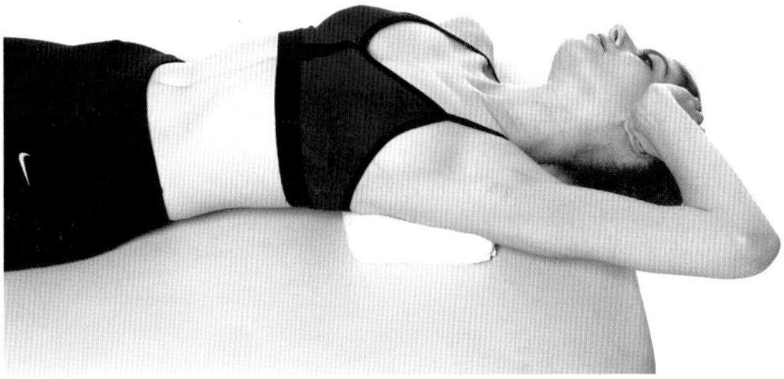

전사각근 Self-stretching

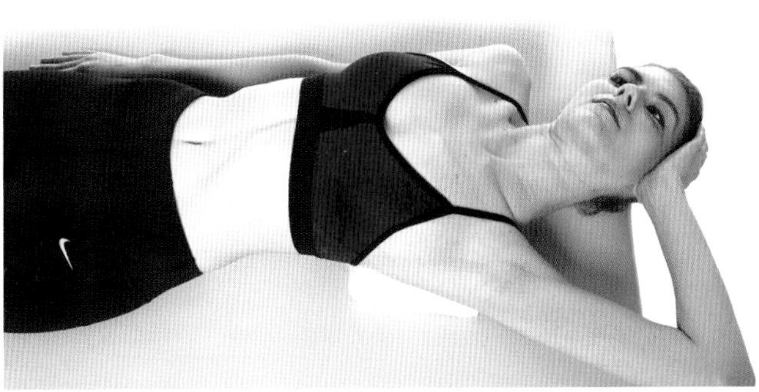

흉쇄유돌근

환자의 자세: 흉쇄유돌근 치료는 환자가 바닥이나 테이블 위에 바로 누운 자세에서 사각근 치료와는 달리 어깨 밑에 수건을 받치지 않는다. 그리고 머리가 뒤로 젖혀지지 않고 바닥과 평행하게 한다.

시술자의 자세: 환자의 머리 쪽에 앉는다.

치료

목을 신전시키지 않고 약간만 회전시킨 상태에서 등척성 수축 후 손으로 약한 신장을 가해준다.

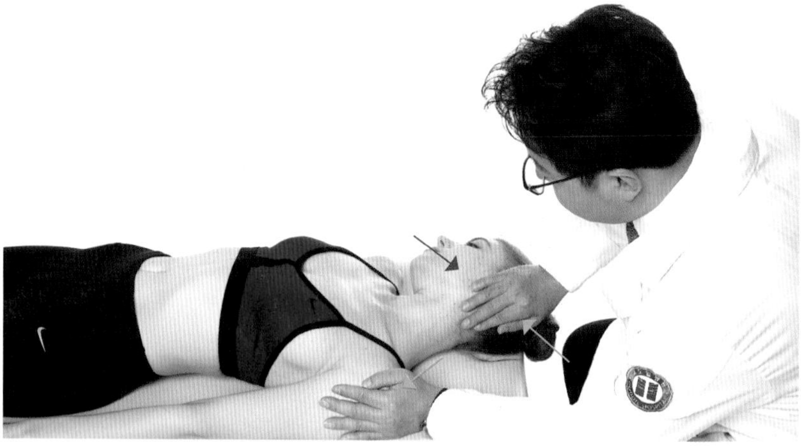

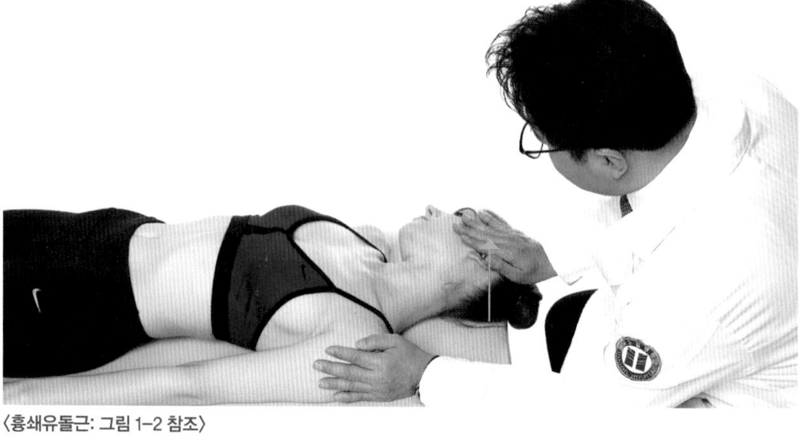

〈흉쇄유돌근: 그림 1-2 참조〉

대흉근

환자의 자세: 바닥이나 테이블 위에 바로 눕는다.

시술자의 자세: 환자의 환측 어깨 쪽에 서서 한 손으로는 어깨를 고정하고 다른 손으로는 환자의 팔꿈치관절을 잡는다.

치료

목 쇄골부를 치료할 경우에는 환자의 팔을 외회전시키면서 90도보다 작게 외전시키고, 흉골부일 경우에는 팔을 90도 외전시키고, 늑골부일 경우에는 90도 이상 외전시켜 놓은 상태에서 등척성 수축 후 손으로 바닥을 향해 약한 신장을 가해준다.

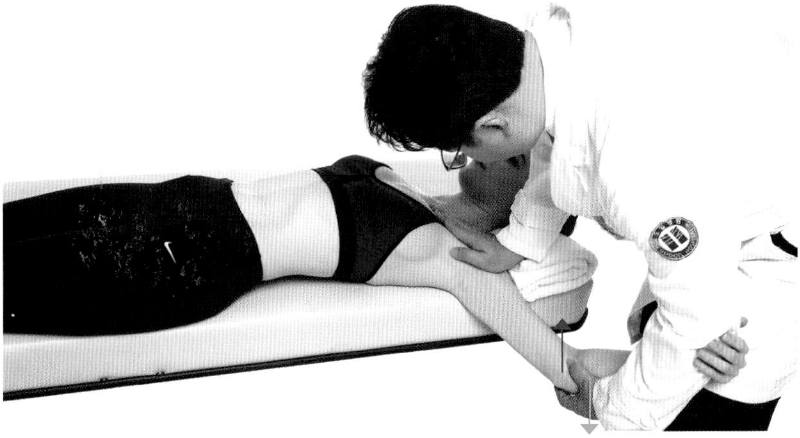

흉골부

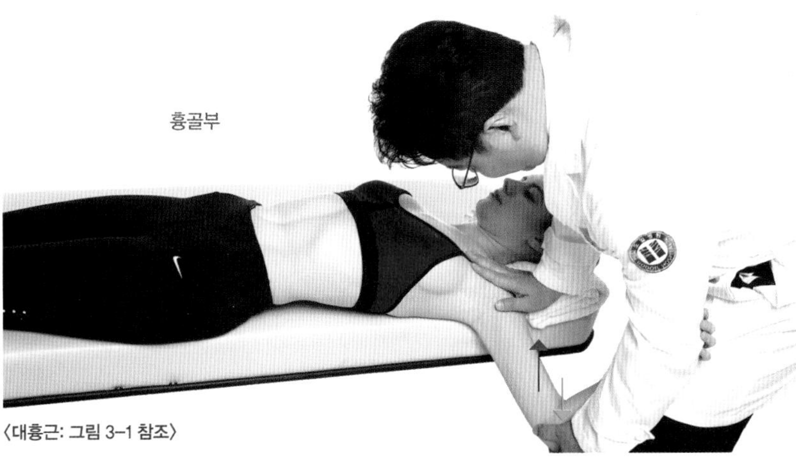

〈대흉근: 그림 3-1 참조〉

소흉근

환자의 자세: 견갑골 내측에 타월을 받치고 바로 눕는다.

시술자의 자세: 환측의 가슴 쪽에 서서 팔을 교차시켜 한 손은 어깨에, 다른 손은 흉골 부착부에 둔다.

치료

흉골 부착부의 손을 고정하고 어깨를 후하방으로 밀면서 제한장벽을 찾는다.

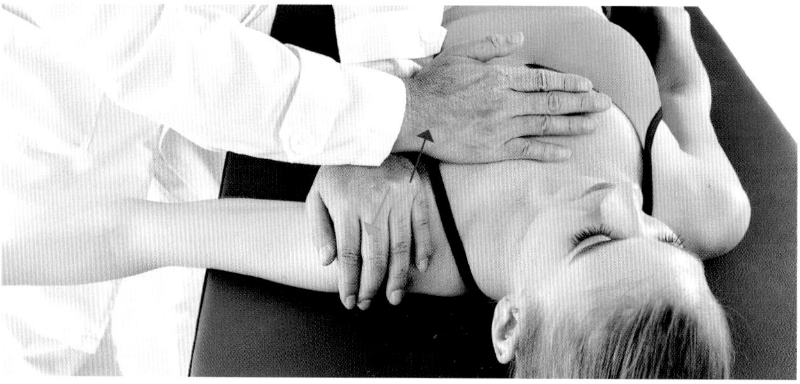

〈소흉근: 그림 3-1 참조〉

소흉근 Self-stretching

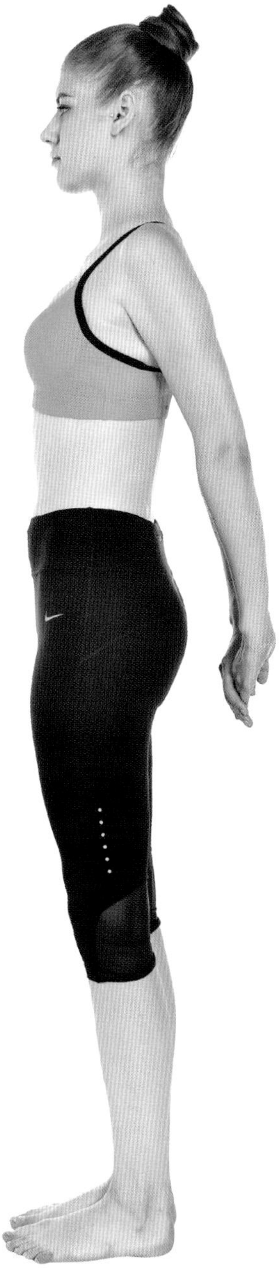

제8장

목 통증 완화 테이핑 요법

1. 탄력 테이핑 요법이란?

탄력 테이핑 요법(키네시오 테이핑)은 기능성 테이프를 관절 주변이나 근육 및 인대의 모양에 따라 붙여 약화된 근육과 인대의 기능을 강화해서 통증을 완화하는 것은 물론 운동범위를 늘려주는 보조 치료법이다. 즉 관절이 움직일 때 동작을 주도하고 가장 큰 힘을 쓰는 근육의 긴장도를 억제하거나 촉진시켜 근육의 작용을 정상적으로 만들어주는 것이다.

권투선수가 손목에 압박붕대를 감고 샌드백을 치는 것이나 우리가 펀치 기계를 칠 때 펀치를 날리는 손의 손목을 다른 손으로 감싸는 것이 테이핑 요법의 원리라고 생각하면 된다. 두 경우 다 손목을 보조하기 위함이고 테이핑 요법도 약한 곳을 보조해주는 것이다.

우리 몸의 근육은 피로가 쌓이거나 경직되면 혈관 분포가 적어지고 근육이 약화된다. 근육을 쓰지 않고 놔두어도 근육은 약화되기 마련이다. 약해진 근육은 관절을 보호해야 하는 본연의 의무를 다하지 못해 관절을 불안정하게 만들거나 관절을 잡아주던 인대마저 약하게 만들어 작은 충격에도 파열되는 악순환이 반복된다.

탄력 테이핑 요법(키네시오 테이핑)의 효과는 크게 4가지라고 할 수 있다. 첫째는 관절을 운동해도 되는 범위까지만 운동할 수 있도록 잡아주는 것이다. 둘째는 관절 및 골격의 구조를 정상적인 상태로 유지시켜 주는 것이다. 셋째는 근육을 부분적 또는 전체적으로 압박하는 것이다. 넷째는 인대나 건(힘줄)을 보호하고 잡아줘 더욱 큰 힘을 낼 수 있도록 해주는 것이다.

탄력 테이핑은 통증 부위의 근육을 최대한 늘여서 해야 한다. 예를 들어 무릎관절이라면 무릎을 완전히 굽혀서 테이핑 한다. 그래서 테이핑을 하고 난 후 테이프는 편편하게 펴진 상태가 아니라 주글주글 주름이 생겨야 한다. 그 이유는 근육이 한계 이상 수축하는 것을 막아주고, 피부와 근육 사이에 공간을 만들어 근막 내의 혈액량을 증가시키며, 림프액의 흐름을 촉진시켜 자생 기능을 향상시킴으로써 통증이 완화되도록 하기 위함이다. 단, 테이프는 늘이지 않고 붙이는 것이 원칙이다.

한번 붙인 테이프는 2~3일 후 떼어내며, 테이프의 접착력이 강하여 그냥 떼면 피부가 상할 수 있으므로 비누칠을 하여 살살 떼어내도록 주의한다.

2. 테이프의 형태

테이프는 어떤 근육에 붙이냐에 따라 크기(폭)와 모양(형태)이 달라진다. 테이프의 폭은 2.5cm, 5cm, 7.5cm가 있지만 대부분의 경우에 5cm 테이프를 사용한다. 예를 들어 좁은 폭의 테이프(2.5cm)를 써야 할 경우에 5cm 테이프를 반으로 갈라 사용하고, 보다 넓은 폭의 테이프를 써야 할 경우에 5cm 테이프를 나란히 두 개 붙인다.

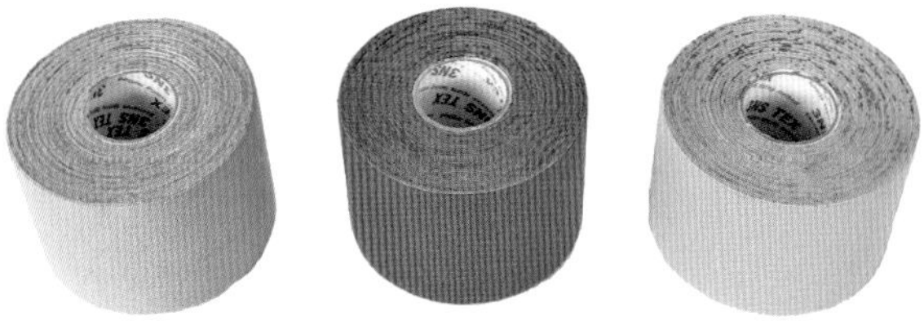

I자형 테이프 형태(고정용)

Y자형 테이프 형태(근육용)

테이프의 한쪽 끝을 반으로 자른 형태. Y자의 아랫부분을 먼저 고정시킨 후 근육의 모양에 따라 두 갈래를 벌려 붙인다.

X자형 테이프 형태

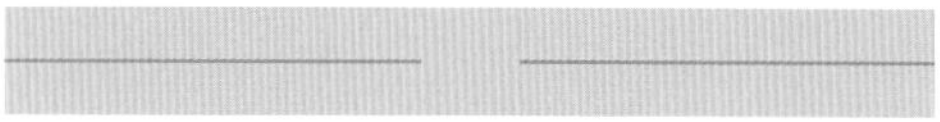

테이프의 양끝을 반으로 자른 형태. 테이프의 가운데를 찢으면 테이프는 신축성이 있으므로 테이프 뒤의 종이만 찢어진다. 중앙을 찢어 가운데부터 먼저 붙인 후 양쪽 갈래를 붙인다.

수상형 테이프 형태(혈액순환용)

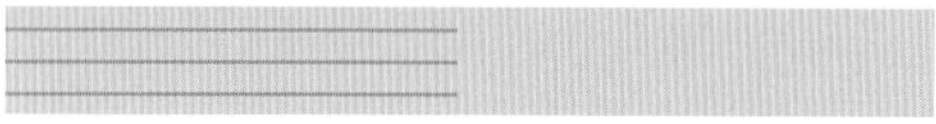

테이프의 한쪽 끝을 네 가닥으로 자른 형태. 자르지 않은 부분을 먼저 붙인 후 네 갈래를 벌려 붙인다.

쐐기형 테이프

I자형 테이프를 반으로 접어 쐐기 모양으로 잘라내고 펴면 오른쪽과 같이 구멍이 뚫린다.

3. 통증별 테이핑 요법

목 뒤와 어깨가 무거울 때(상승모근)

테이프 형태

상승모근 테이프: 폭 5cm, 길이 20cm, I자형 테이프 2개

붙이는 방법

목 뒤 한쪽 머리카락이 나는 끝부분에 테이프의 한쪽 끝을 고정시킨다. 고개를 반대쪽으로 기울이면 승모근이 최대한 늘어나게 되고 이때 어깨선을 따라 테이프를 붙인다. 양쪽 승모근에 다 붙인다.

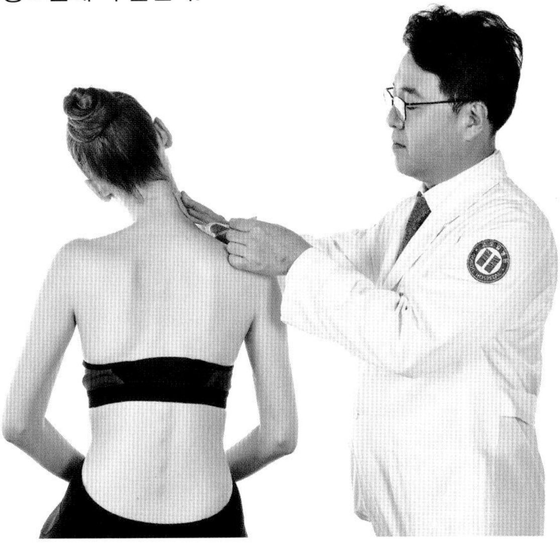

완성 형태

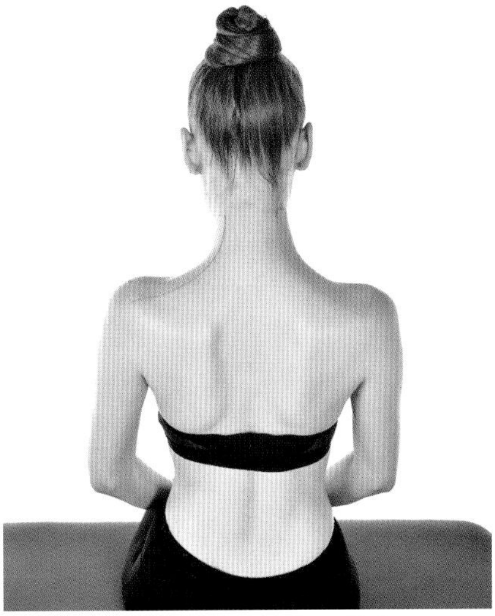

〈상승모근: 그림 1-2와 1-3 참조〉

목 뒤가 뻣뻣하고 머리가 아플 때(두판상근)

테이프 형태

두판상근 테이프: 폭 5cm, 길이 15cm, Y자형 테이프 1개

보강 테이프: 폭 5cm, 길이 10cm, I자형 테이프 1개

붙이는 방법

목 뒤 중앙 머리카락이 나는 끝부분에 Y자의 아랫부분을 고정시킨다. 고개를 최대한으로 숙이게 한 후 경추를 중심으로 공간을 두고 경추 주변의 근육을 따라 좌우로 붙인다.

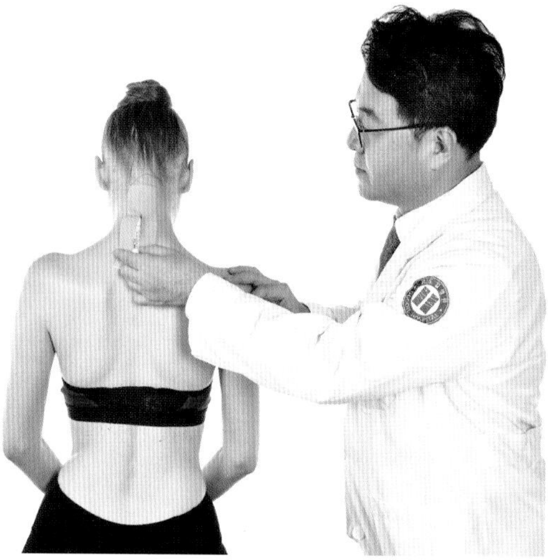

완성 형태

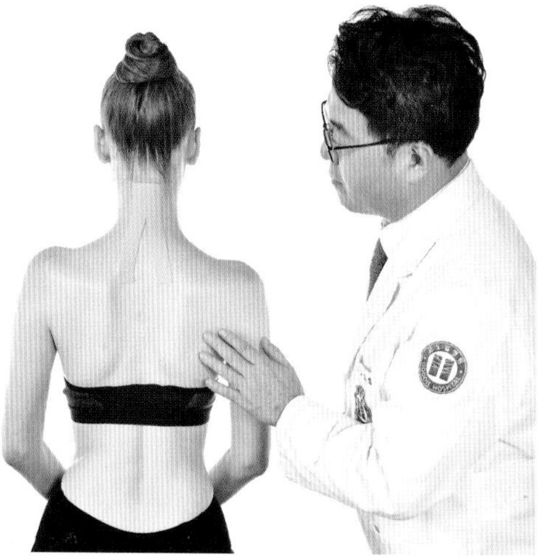

〈두판상근: 그림 1-2와 1-3 참조〉

두판상근 보강 테이핑

디스크 증상이 있는 부분에 I자형 테이프를 가로질러 붙인다. 테이프를 붙일 때 디스크 증상이 있는 부위에 테이프의 가운데를 먼저 붙이고 양옆으로 당기면서 붙인다.

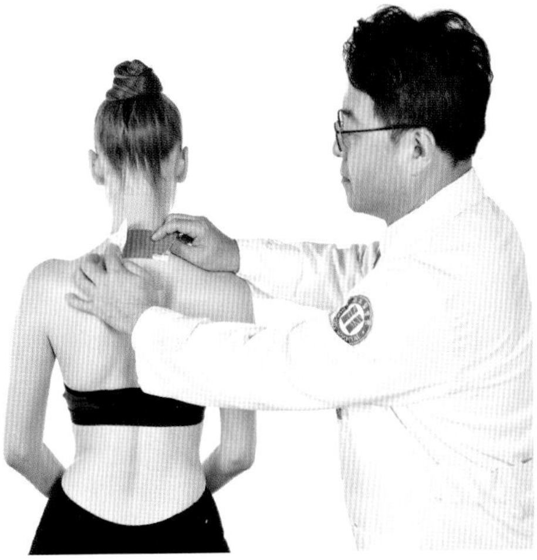

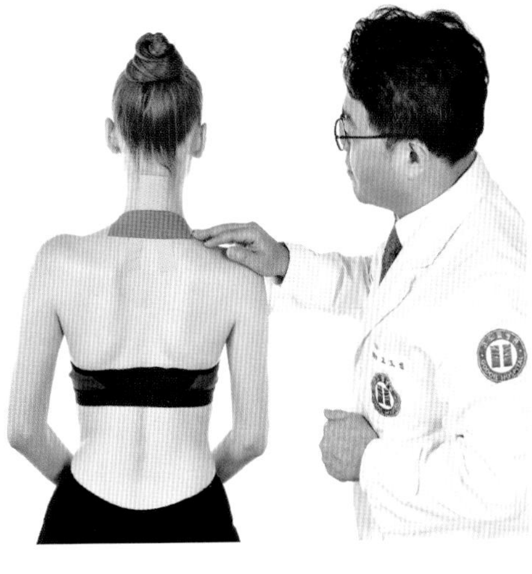

완성 형태

어깨 통증이 팔꿈치 바깥쪽까지 내려갈 때(극상근)

테이프 형태

극상근 테이프: 폭 5cm, 길이 15cm, Y자형 테이프 1개

붙이는 방법

팔을 자연스럽게 내린다. Y자의 아랫부분을 극상근의 시작 부위에 붙인다. 팔을 앞으로 내밀고 머리를 숙이게 한 후 근육의 선에 따라 테이프를 붙인다. 이때 테이프의 가운데는 약간 공간을 두고 Y자의 끝부분은 서로 겹치도록 붙인다.

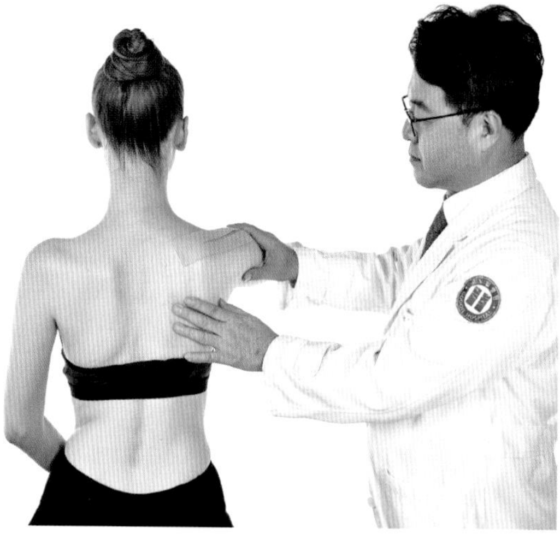

완성 형태

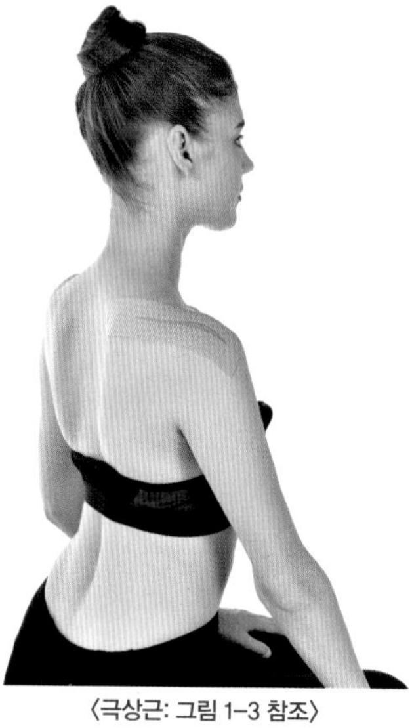

〈극상근: 그림 1-3 참조〉

견갑골 안쪽에 통증이 있을 때(능형근)

테이프 형태

능형근 테이프: 폭 5cm, 길이 10cm, X자형 테이프 2개

승모근 테이프: 폭 5cm, 길이 20cm, I자형 테이프 2개

두판상근 테이프: 폭 5cm, 길이 20cm, Y자형 테이프 1개

붙이는 방법

환자는 어깨를 뒤로 젖혀 견갑골이 확실히 보이도록 한다. 견갑골 주변에 테이프의 중앙을 고정시킨다. 머리를 숙이고 팔을 앞으로 감싸게 한다. X자 형태로 테이프를 붙인다. 보강용으로 상승모근과 두판상근에 테이프를 붙이는 것도 좋다.

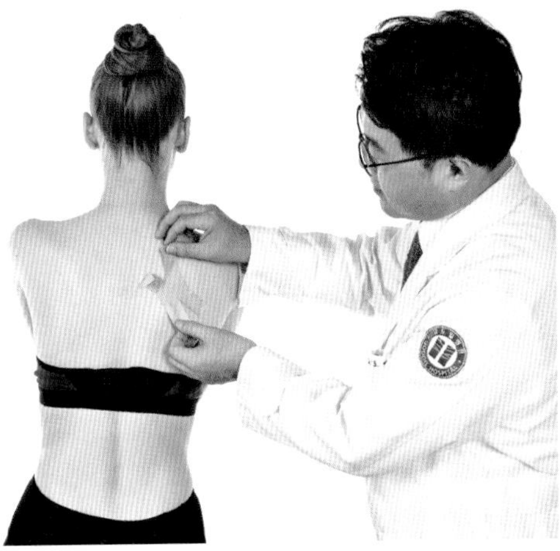

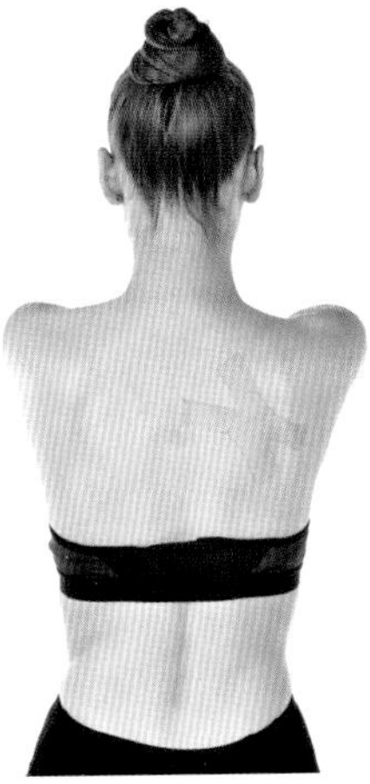

완성 형태

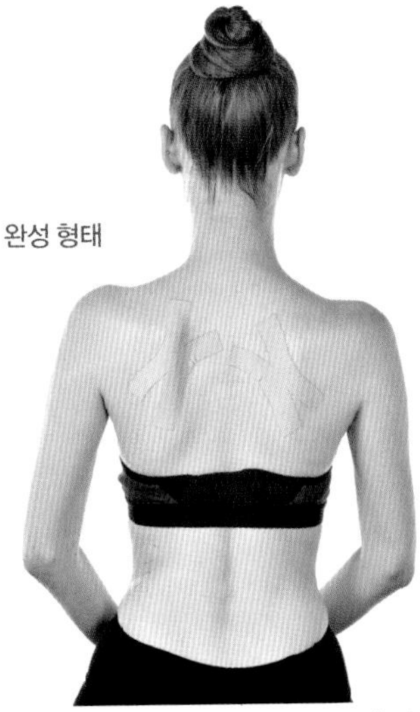

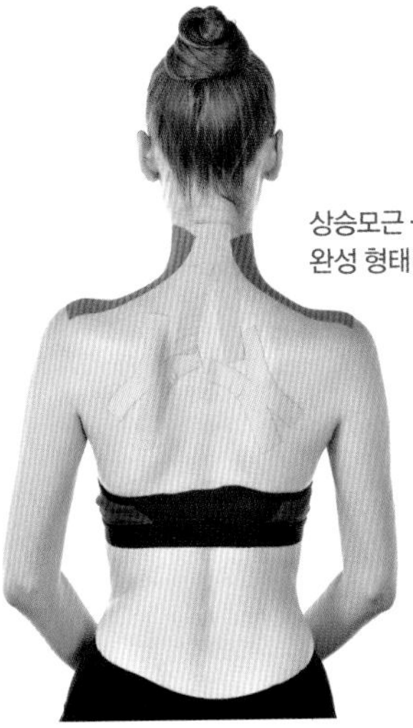

상승모근·두판상근 보강 완성 형태

〈능형근: 그림 1-3 참조〉

팔이 저리고 아플 때(삼각근)

테이프 형태

삼각근 테이프: 폭 5cm, 길이 20cm, Y자형 테이프 1개

극상근 테이프: 폭 5cm, 길이 20cm, Y자형 테이프 1개

붙이는 방법

팔을 앞으로 내밀고 Y자의 아랫부분을 삼각근 끝부분에 고정시킨 다음 팔을 뒤로 젖힌 후 삼각근의 앞쪽 선을 따라 Y자 윗부분의 한쪽을 붙인다. 팔을 다시 몸 앞으로 당겨 반대쪽 어깨를 잡게 한 후 삼각근의 뒤쪽 선을 따라 Y자 윗부분의 나머지 한쪽을 붙인다.

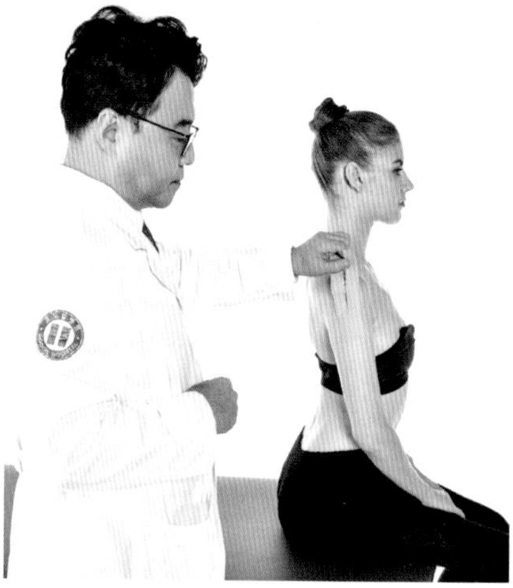

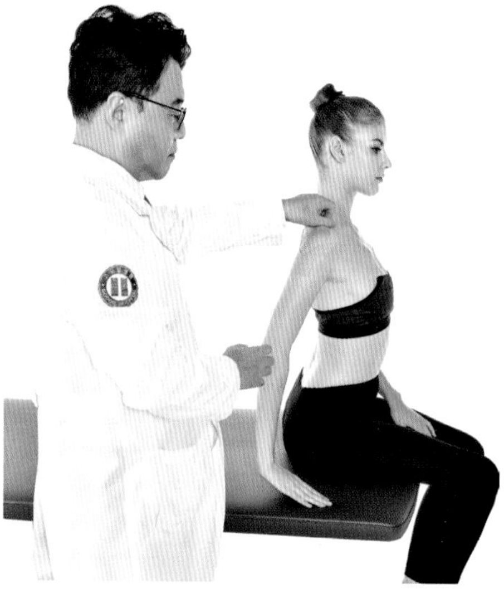

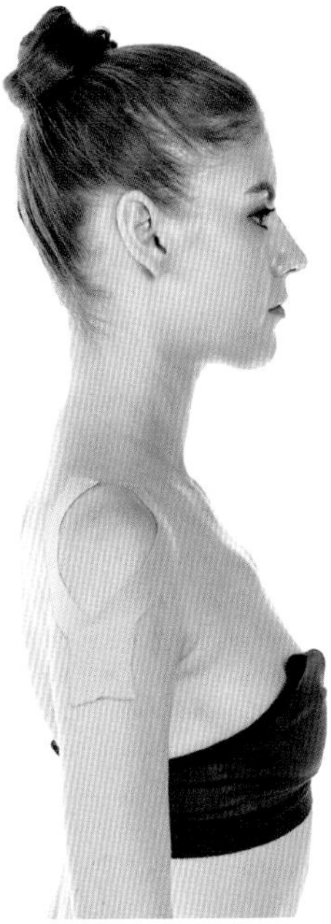

완성 형태

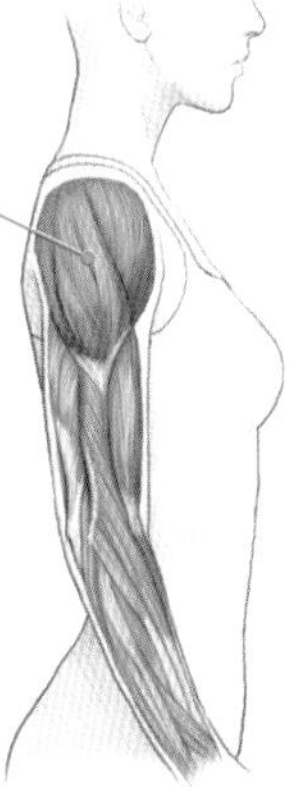

그림 8-1. **삼각근**

극상근 보강 테이핑

팔을 앞으로 내밀고 Y자의 아랫부분을 어깨의 끝에 고정시키고 Y자의 두 갈래를 극상근의 방향을 따라 붙인다. 극상근 테이핑을 병행하면 더 효과적이다.

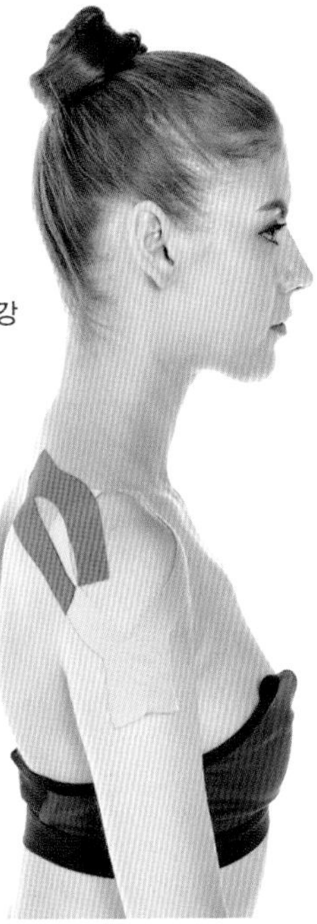

극상근 보강
완성 형태

목 돌리기가 불편하고 돌리면 통증이 올 때(흉쇄유돌근)

테이프 형태

흉쇄유돌근 테이프: 폭 2.5cm, 길이 10~15cm, Y자형 테이프 1개

상승모근 테이프: 폭 5cm, 길이 20cm, I자형 테이프 1개

붙이는 방법

고개를 테이프를 붙이는 반대쪽으로 기울인 후 Y자의 아랫부분을 귀 뒤의 돌기 부분에 고정시킨다. Y자의 한쪽 끝을 흉골 방향에 붙인다. 이때 환자의 머리는 테이프를 붙이는 쪽으로 돌리고 45도 정도 상방으로 머리를 든 자세를 유지한다. Y자의 다른 한쪽 끝을 쇄골 부위에 붙인다.

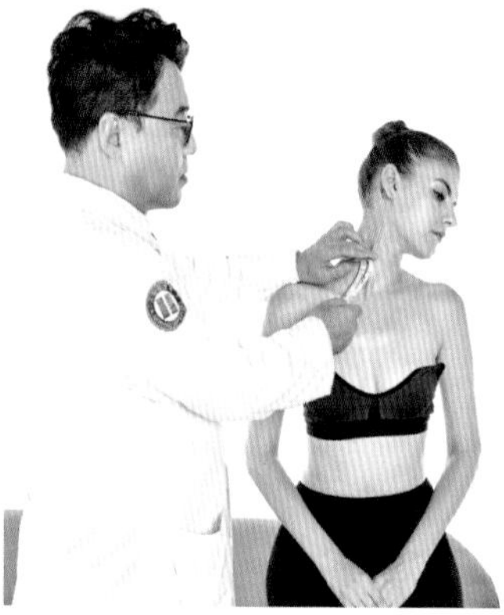

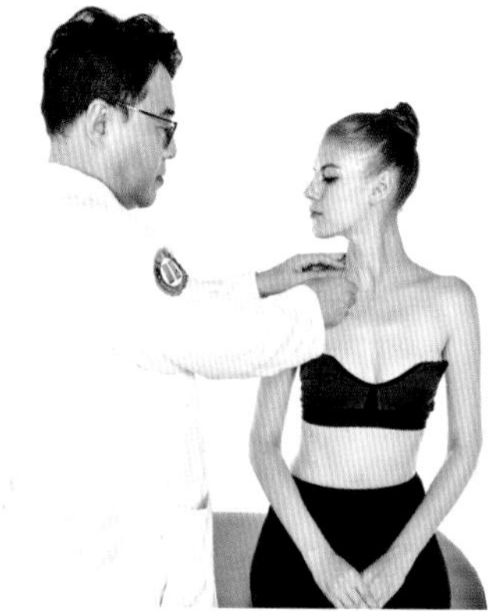

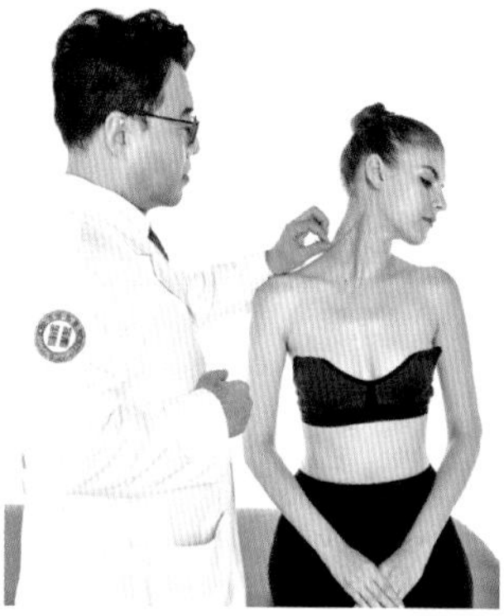

완성 형태(왼쪽)

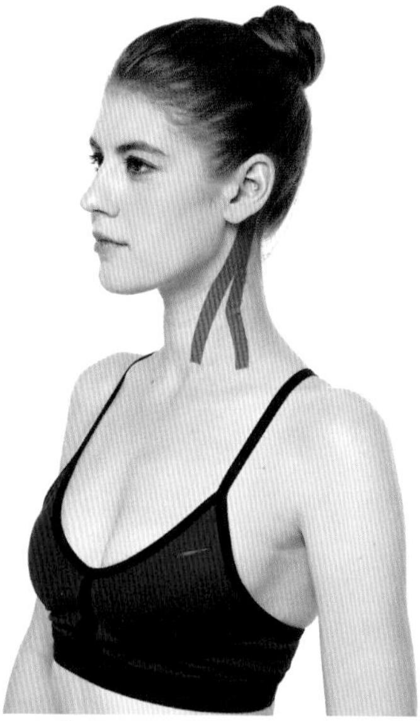

〈흉쇄유돌근: 그림 1-2와 1-3 참조〉

상승모근 보강 테이핑

상승모근 테이프를 붙이는 쪽의 승모근이 최대한 스트레칭 되도록 목을 옆으로 젖히고 상승모근을 따라 I자형 테이프를 붙인다.

상승모근 보강
완성 형태

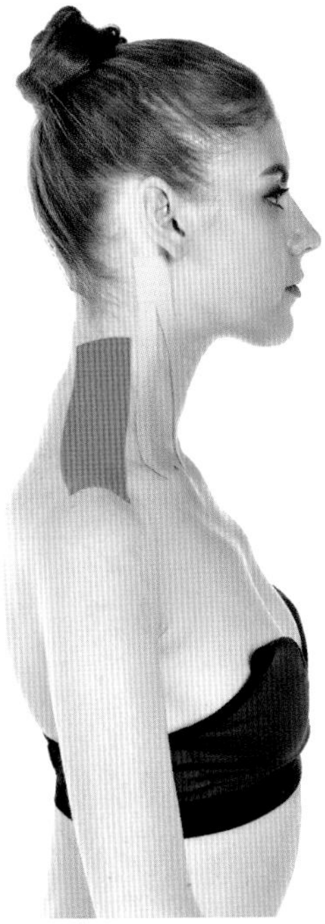

테니스 엘보(수근신근)

테이프 형태

전완 테이프: 폭 5cm, 길이 30cm, Y자형 테이프 1개

회외근 보강 테이프: 폭 5cm, 길이 10cm, I자형 테이프 1개

붙이는 방법

1) 전완 테이핑

팔을 펴서 손등이 위로 향하게 하고 손목은 아래로 구부린 자세에서 Y자의 아랫부분을 손목에 고정시키고 Y자의 양 갈래가 외측상과를 지나도록 Y자를 벌려 붙인다.

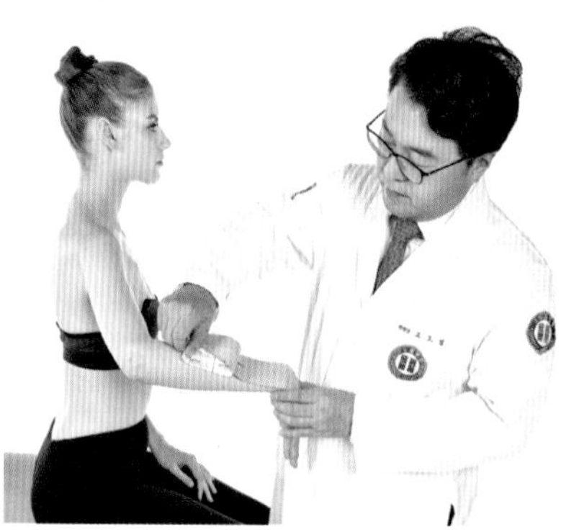

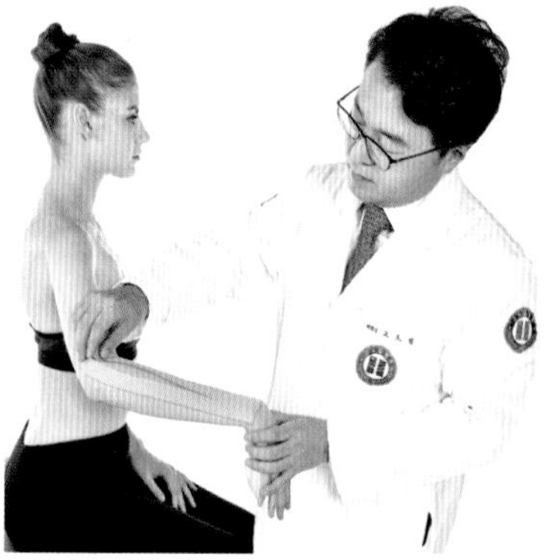

2) 회외근 보강 테이핑

I자형 보강 테이프를 통증이 있는 회외근에 붙여 치료 효과를 증가시킨다.

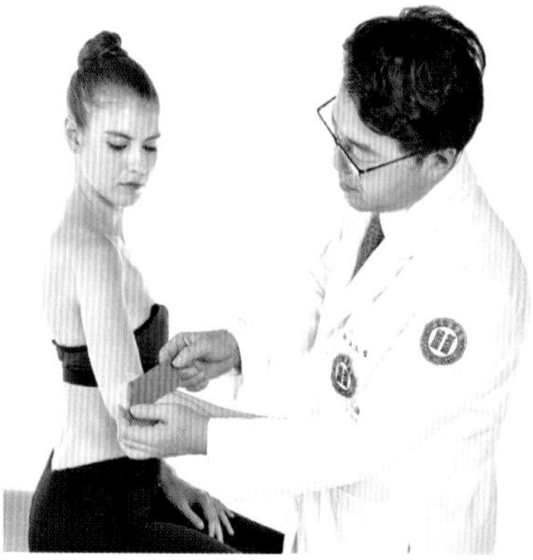

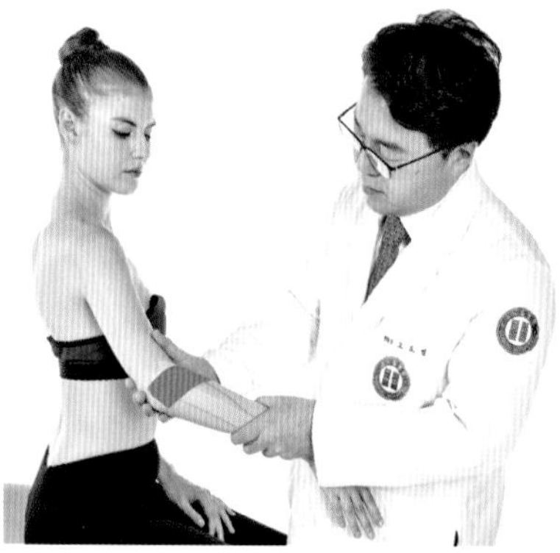

완성 형태

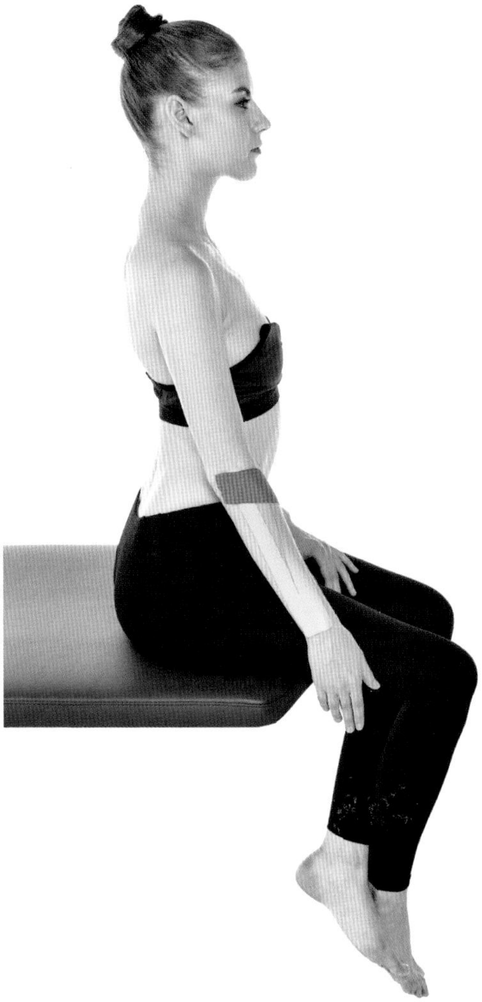

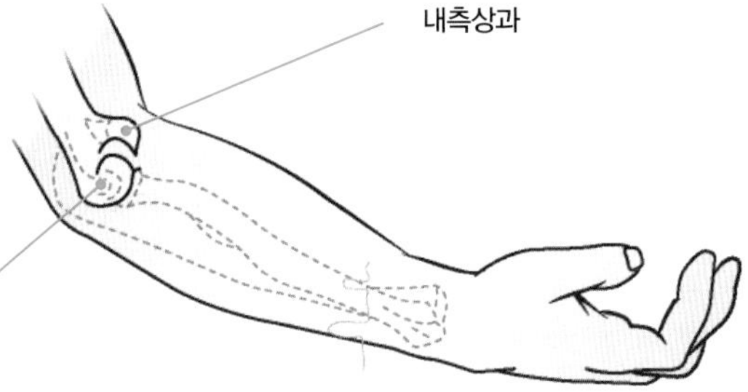

그림 8-2. **외측상과, 내측상과**

골프 엘보(수근굴근)

테이프 형태

전완 테이프: 폭 5cm, 길이 30cm, Y자형 테이프 1개

회내근 보강 테이프: 폭 5cm, 길이 10cm, I자형 테이프 1개

붙이는 방법

1) 전완 테이핑

손바닥을 위로 향하게 하여 팔을 펴고 손목을 뒤로 젖힌 신전상태에서 Y자의 아랫부분을 손목에 고정시키고 Y자의 양 갈래가 내측상과를 지나도록 Y자를 벌려 붙인다.

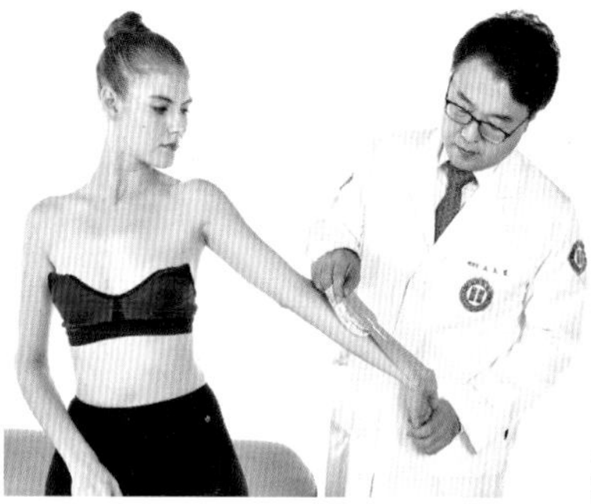

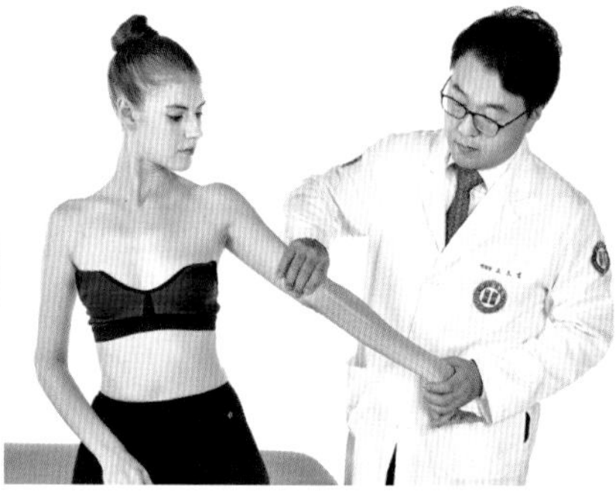

2) 회내근 보강 테이핑

I자형 보강 테이프를 통증이 있는 회내근에 붙여 치료 효과를 증가시킨다.

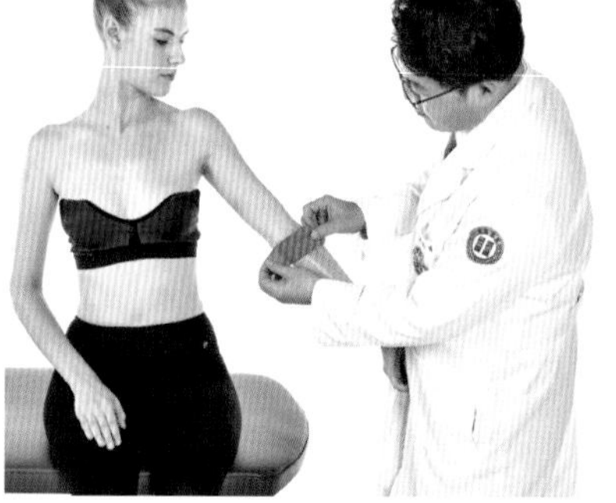

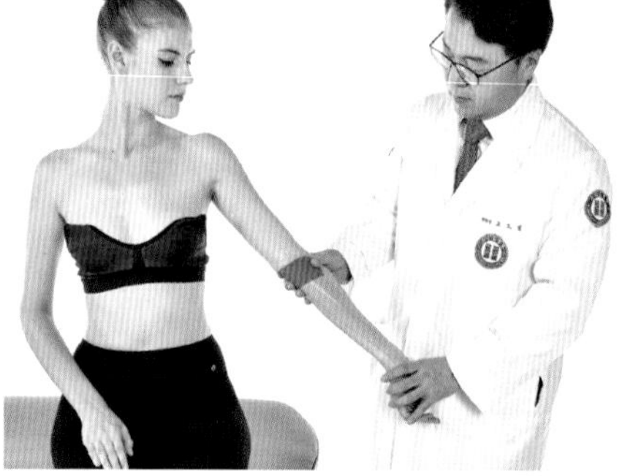

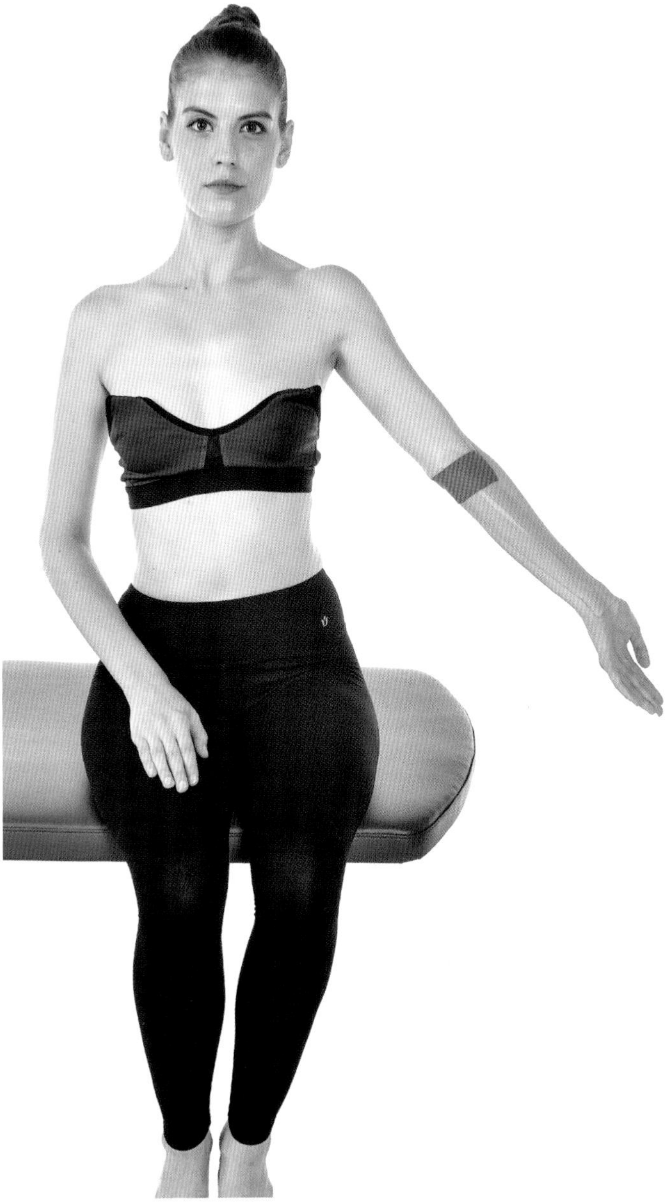

완성 형태

제9장

상흉추 및 어깨 강화 운동

능형근(Rhomboid)이란?

능형근은 등에 있는 마름모꼴의 근육으로 척추에서 견갑골까지 나란히 붙어 있어 척추와 견갑골을 이어주고 견갑골을 안정화하는 역할을 하며, 소능형근과 대능형근으로 구성되어 있다. (그림 1-3 참조)

이 근육은 쉽게 약해지는 경향이 있기 때문에 문제가 발생했을 때에는 어깨가 흉곽에서 분리되어 들려지는 '익상견(winging scapula)' 이라는 현상이 나타난다. 따라서 이 근육을 강화해주는 운동은 목과 어깨의 통증을 치료하는 데에도 중요한 역할을 하지만 자세를 교정해주는 차원에서도 매우 중요하다고 볼 수 있다.

능형근 강화 운동

견갑골 운동 1

01. 시작자세 ▸ 테이블이나 바닥에 배를 대고 엎드려 누워 양팔을 어깨 높이에서 양쪽으로 편 상태에서 주먹을 쥐고 엄지가 바닥으로 향하게 내회전시킨 자세를 취한다.

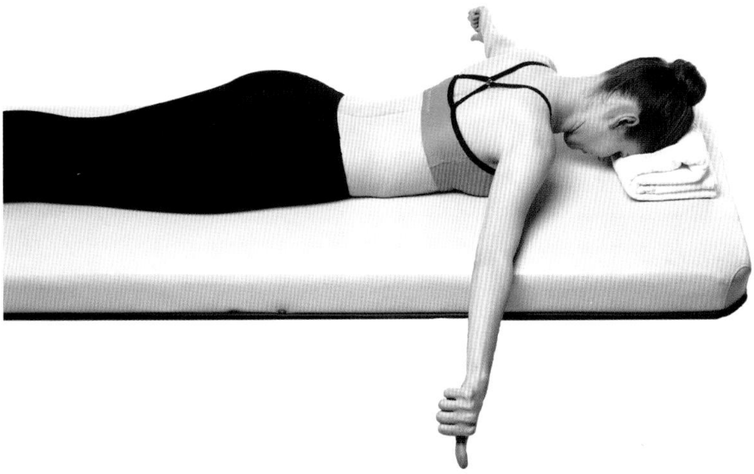

02. 동작 ▸ 이 자세에서 양팔을 어깨 양쪽에서 동시에 천장을 향해 들어 올려 10초간 유지한 후 제자리로 내려놓는다. 이 동작을 10회 반복 시행한다.

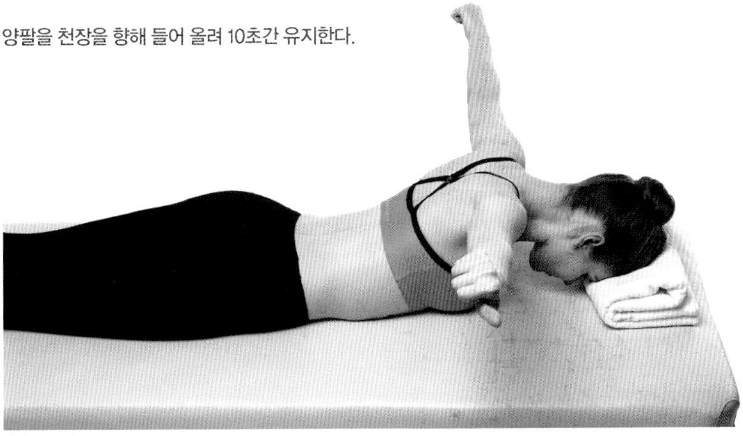

양팔을 천장을 향해 들어 올려 10초간 유지한다.

03. 효과

견갑골과 등의 상부를 지지해주는 능형근을 강화해줌으로써 어깨가 견고하게 안착되면서 목에 안정성을 가져다준다.

04. 주의사항

양팔을 들어 올릴 때 상체가 흔들리지 않도록 하고 뒤로 따라 올라가지 않도록 주의한다.

05. Note

양팔을 등 뒤로 들어 올릴 때 양 어깨 사이의 근육을 수축시켜 두 견갑골이 최대한 가까워지도록 하는 데 집중해야 한다.

견갑골 운동 2

01. 시작자세

바로 서거나 혹은 발을 벽에서 20cm(본인 발 길이 정도) 떨어지게 하고 등을 벽에 편안하게 기대어 서서 양팔을 손바닥이 전방으로 향하게 한 채 귀 옆 머리 위로 쭉 뻗어 들어 올린 자세를 취한다.

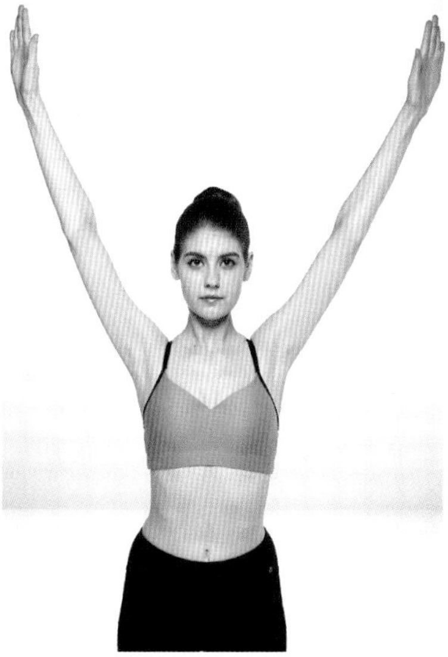

02. 동작

양팔의 팔꿈치를 동시에 굽히면서 그대로 몸 옆으로 내리는데, 양 손끝이 어깨 높이까지 내려오도록 하여 10초간 유지한 후 제자리로 올려놓는다. 이 동작을 10회 반복 시행한다.

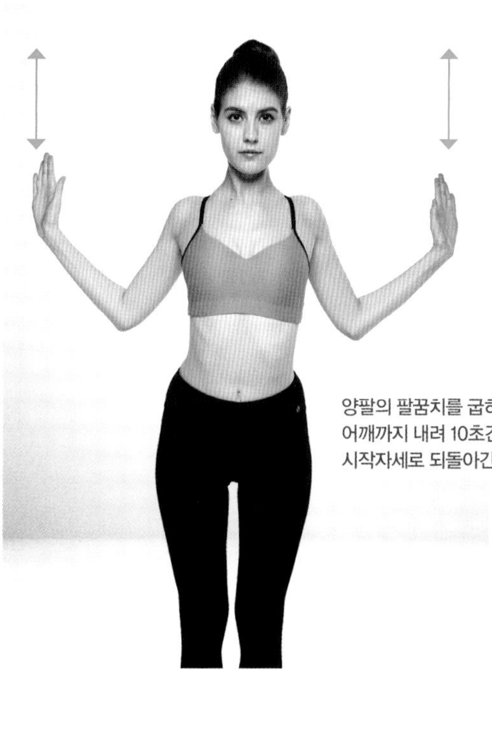

양팔의 팔꿈치를 굽히면서 손끝을 어깨까지 내려 10초간 유지한 후 시작자세로 되돌아간다.

03. 효과

견갑골과 등의 상부를 지지해주는 능형근을 강화해줌으로써 어깨가 견고하게 안착되면서 목에 안정성을 가져다준다.

04. 주의사항

양팔을 아래로 내릴 때 가슴이 앞으로 밀려나오지 않아야 하고 상체는 벽에 붙어 있어야 한다.

05. Note

양팔을 들고 오르내릴 때 양 어깨 사이의 근육을 수축시키는 데 집중해야 한다.

견갑골 운동 3

01. 시작자세

양팔을 몸 옆에 나란히 내려놓은 채 바로 선 자세를 취한다.

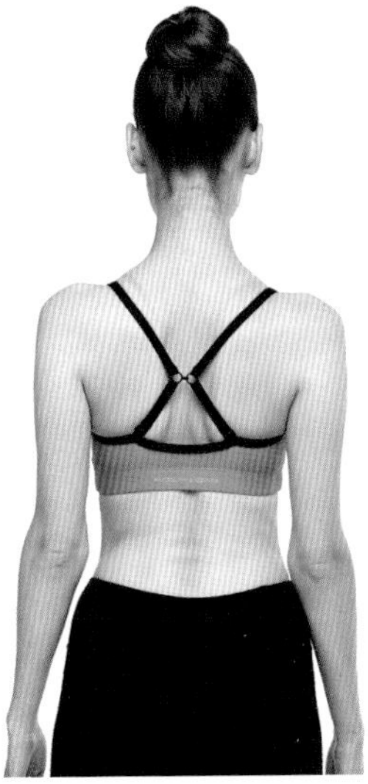

02. 동작

양팔을 외회전시키면서 양 어깨가 서로 가까워지도록 어깨 사이의 근육을 최대한 수축시켜 10초간 유지한 후 시작자세로 되돌아온다. 이 동작을 10회 반복 시행한다.

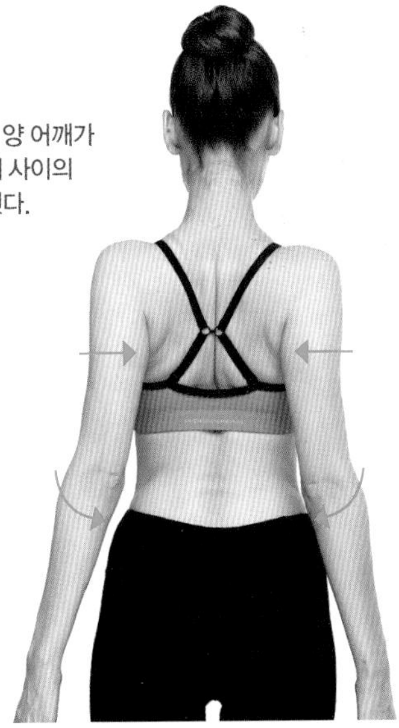

03. 효과

견갑골과 등의 상부를 지지해주는 능형근을 강화해줌으로써 어깨가 견고하게 안착되면서 목에 안정성을 가져다준다.

04. 주의사항

동작 중 가슴을 앞으로 내밀지 않도록 주의한다.

05. Note

양팔을 외회전시킬 때 양 어깨 사이의 근육을 수축시켜 두 견갑골이 최대한 가까워지도록 하는 데 집중해야 한다. 탄성이 있는 운동용 고무 밴드를 활용해 변형된 방법으로 시행할 수도 있다. 고무 밴드를 골반 앞으로 오도록 하여 양손으로 고무 밴드의 양쪽을 잡고 팔을 약간 뒤로 신전시키면서 외회전시킨다.

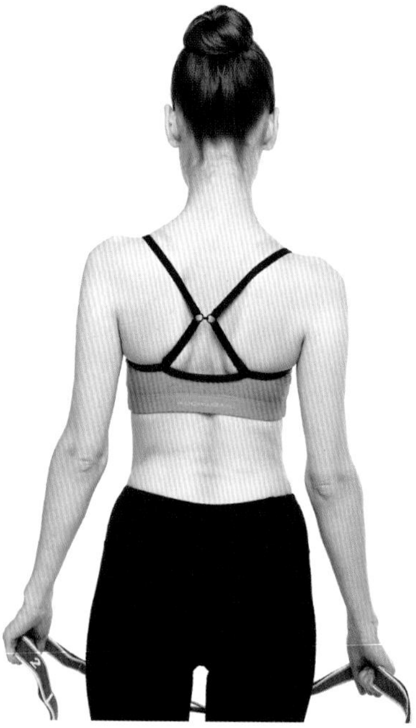

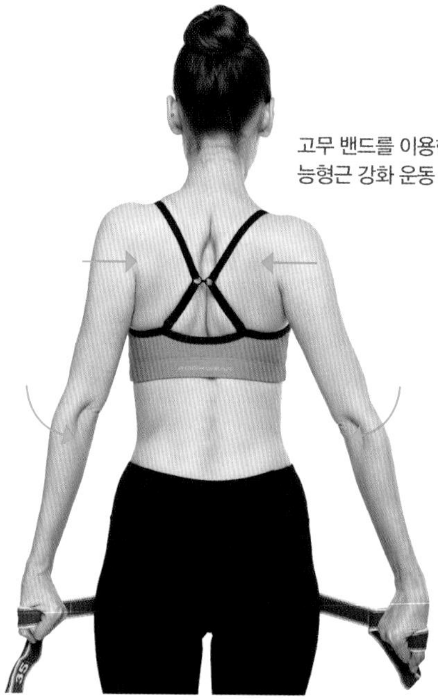

고무 밴드를 이용한
능형근 강화 운동

견갑골 운동 4

01. 시작자세

바로 서거나 벽에 기대어 서서 양팔을 어깨 높이에서 앞으로 나란하게 편 자세를 취한다.

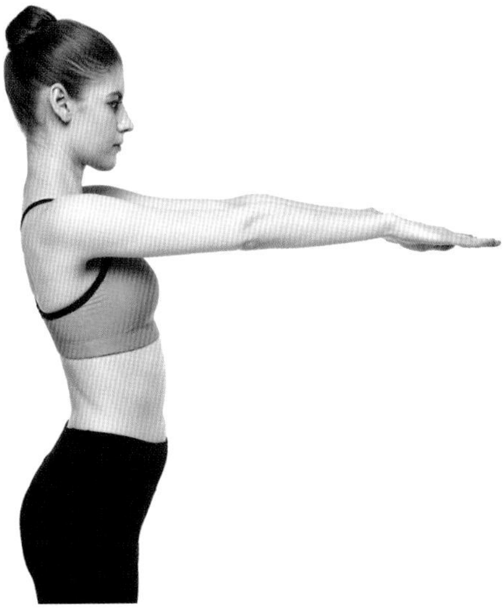

02. 동작

양팔을 어깨 높이 그대로 유지한 채 90도로 굽히면서 뒤로 당겨 10초간 유지한 후 시작자세로 되돌아온다. 이 동작을 10회 반복 시행한다.

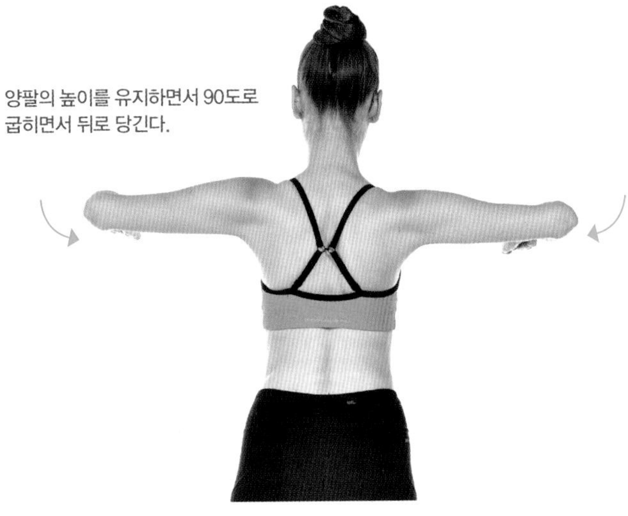

03. 효과

견갑골과 등의 상부를 지지해주는 능형근을 강화해줌으로써 어깨가 견고하게 안착되면서 목에 안정성을 가져다준다.

04. 주의사항

동작 중 가슴을 앞으로 내밀지 않도록 주의한다.

05. Note

팔을 뒤로 당길 때 두 견갑골 사이의 근육을 수축시키는 데 집중해야 한다. 양팔을 굽혀 어깨 높이에서 앞으로 들어 올린 상태에서 뒤로 당기는 변형된 방법으로 시행할 수도 있다.

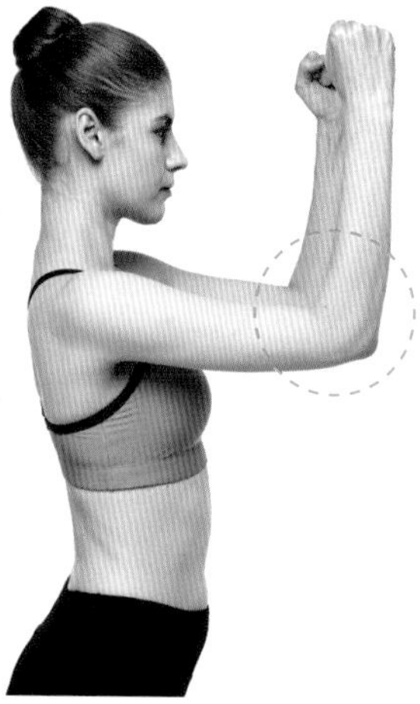

양팔을 굽혀 어깨 높이에서 앞으로 직각이 되게 들어 올린다.

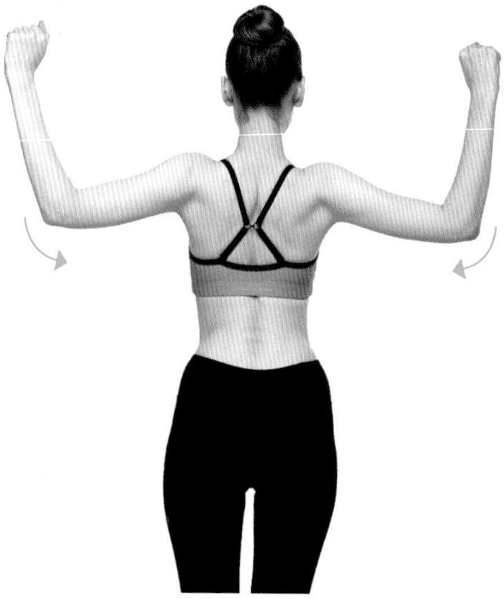

로카바도 운동

Rocabado exercise

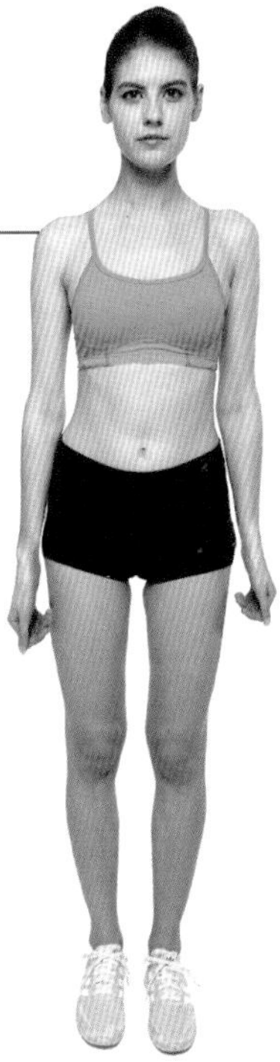

01. 시작자세

양발을 모으고 두 엄지를 세운 채 주먹을 쥔 상태로 바로 선 자세를 취한다.

02. 동작

숨을 내쉬면서 두 엄지가 외측으로 향하도록 팔을 돌려 어깨와 가슴을 편다. 턱은 살짝 아래로 당겨 내리며 복부에 힘을 주어 척추 쪽으로 밀어 넣고 엉덩이 근육에도 힘을 준 상태에서 5초간 유지한 후 시작자세로 되돌아온다. 이 동작을 5회 반복 시행한다.

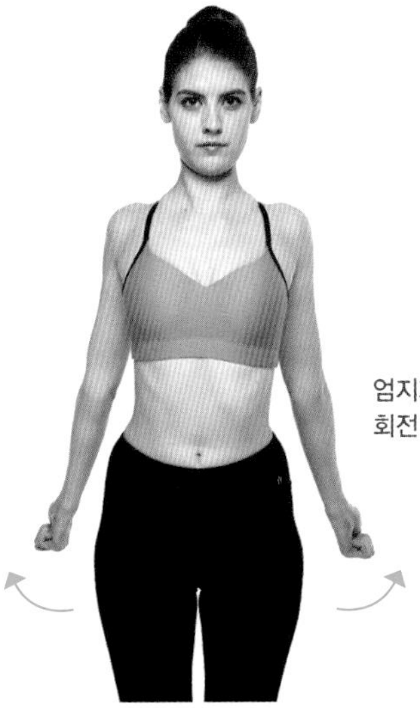

엄지가 외측으로
회전

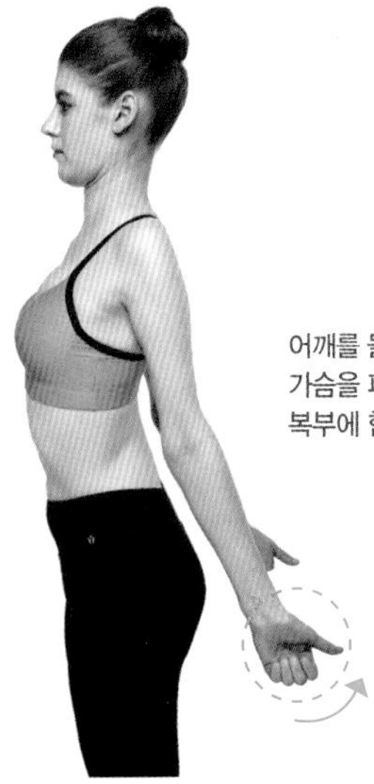

어깨를 돌리고
가슴을 펴며
복부에 힘을 준다.

03. 효과

코어근육을 강화하는 것은 물론 자세이상 및 근육 불균형을 교정하는 데 도움이 되는 운동이다.

04. 주의사항

가슴을 앞으로 내미는 자세가 되어서는 안 된다.

05. Note

옆에서 관찰할 때 몸이 지면과 완전 수직의 일직선을 이루고 에스(S) 라인이 형성되는 운동이다.
동작은 비교적 쉽고 효과는 좋으므로 잘 사용하면 좋을 것 같다.

제10장

증상별
자가 치료 운동

1. 목 디스크

견인 운동

01. 시작자세 테이블이나 침대 위에서 머리를 테이블 밖으로 나오게 한 채 바로 누워 가늘고 긴 수건을 후두골 바로 아래 부위에 위치시켜 놓는다.

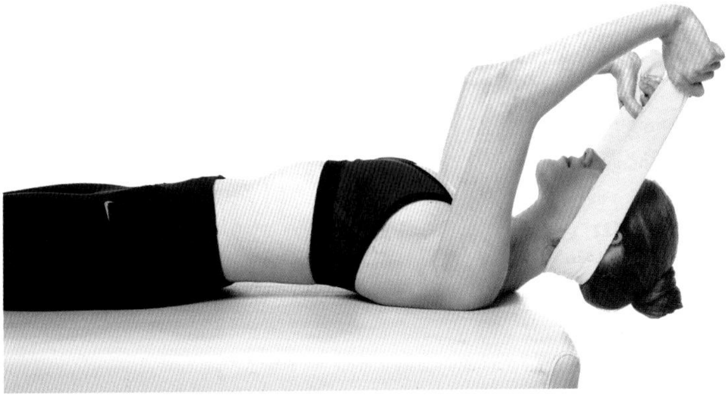

02. 동작

양손으로 타월의 양끝을 천장을 향해 대각선 상방으로 잡아당기고 그 상태를 유지하면서 머리를 테이블 아래로 더 내려 신전시킨 다음 10초간 유지한 후 시작자세로 되돌아온다. 이 동작을 10회 반복 시행한다.

타월 양끝을 천장을 향해
대각선 상방으로 잡아당긴다.

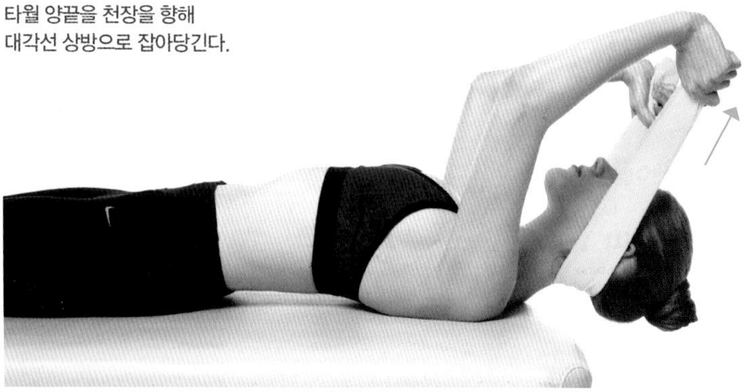

타월을 잡아당긴 상태에서 머리를
테이블 아래로 내린다.

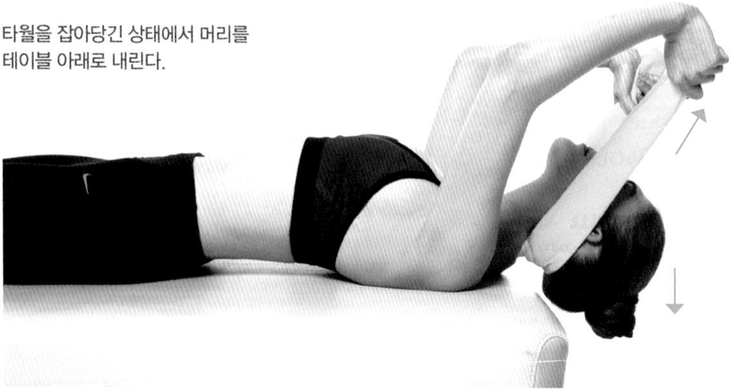

03. 효과 목이 견인되어 디스크를 제자리로 복원시켜 주는 효과가 있다.

04. 주의사항 머리를 너무 뒤로 과신전시키지 않도록 주의한다. 어지러움이나 메스꺼움 증상이 나타나면 즉시 중단한다.

05. Note 바닥에 누워 견인을 할 때에는 어깨 밑에 베개를 받쳐두면 머리를 뒤로 신전시킬 때 편하다. 보조자가 수건을 잡고 당겨주면 좀 더 강한 견인의 효과를 얻을 수 있다.

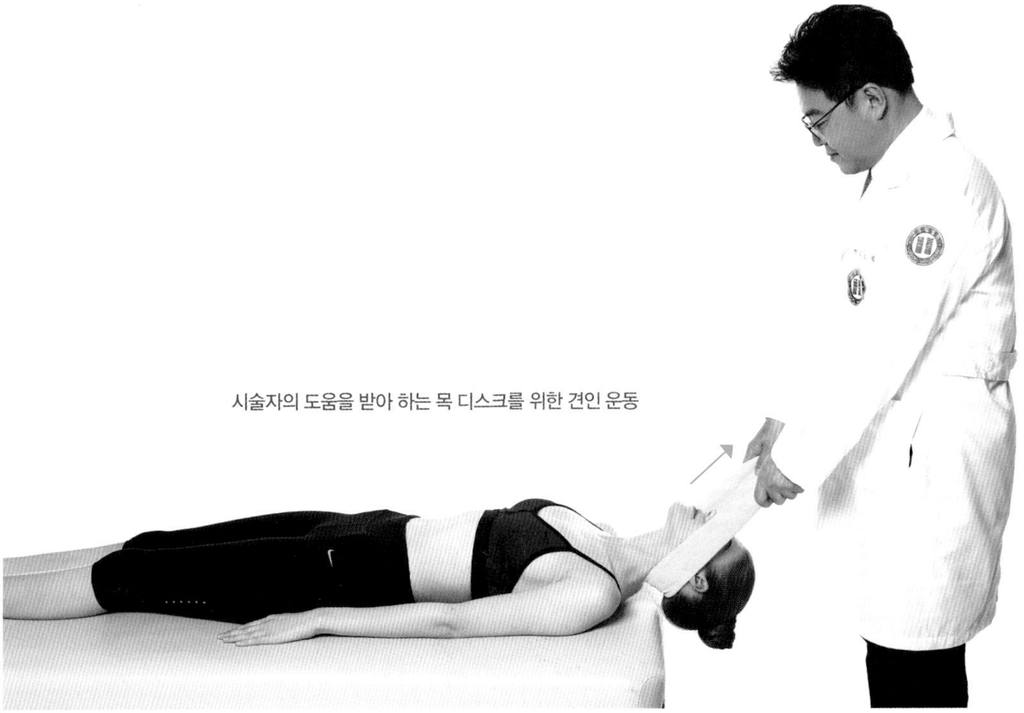

시술자의 도움을 받아 하는 목 디스크를 위한 견인 운동

2. 두통

후두하근(Suboccipital muscles)이란?

후두하근은 후두골 바로 밑에 위치해 있는 양쪽 각 4개의 작은 근육으로 후두골과 경추 1번 및 2번을 연결하는 근육이다. 이 근육은 문제가 생기면 그 성격상 근육에 경직이 일어나면서 두통을 일으키는 원인이 되는 중요한 근육의 하나이다.

후두하근은 1g 당 36개의 근육 방추체로 구성되어 있는 반면 대둔근은 0.7개의 방추체를 가지고 있다. 이는 이 근육이 스트레칭에 매우 민감하다는 의미이며, 다른 근육들에 비해 문제를 일으킬 가능성이 매우 높은 것이다. 따라서 이 근육은 항상 유념해서 관리해야 하고 근육에 이상이 발생하면 즉시 치료할 필요가 있다.

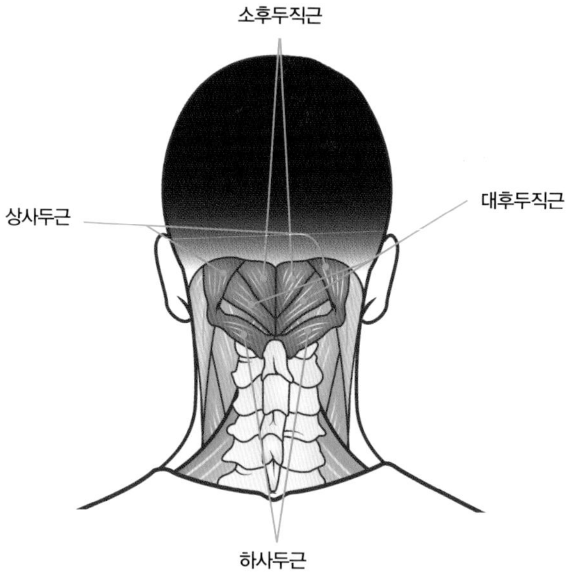

그림 10-1. **후두하근**

지압요법

01. 시작자세

두 엄지로 후두골 바로 밑 부위를 접촉한다. 또는 바로 누운 자세에서 이 부위에 테니스공을 받쳐두는 것도 추천할 만한 좋은 방법이다.

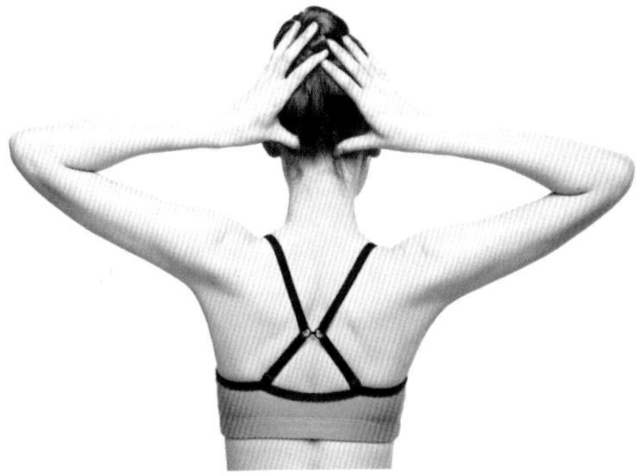

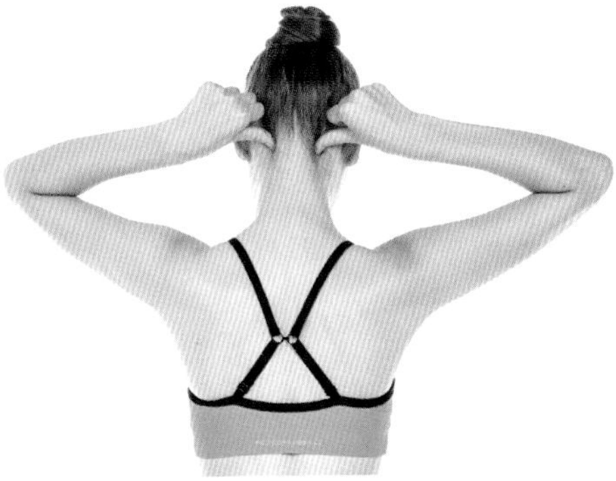

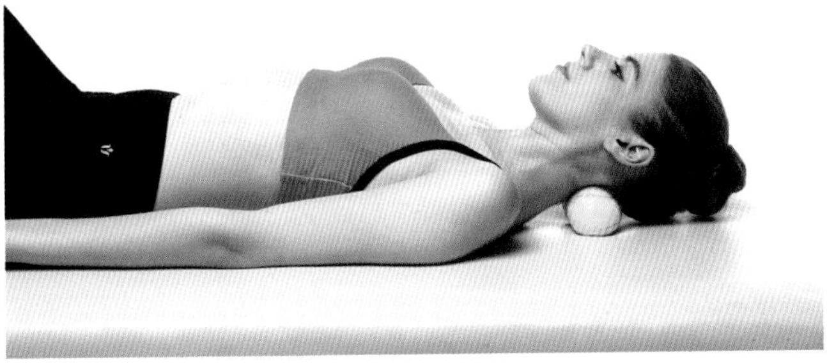

02. 동작

두 엄지로 후두골 아래 부위를 부드럽게 지그시 눌러 압박을 가하여 10초간 유지한다. 이 동작을 10회 반복 시행한다. 엄지에 압력을 실어 목덜미 위쪽에서부터 어깨로 내려오면서 지압한다. 테니스공을 받쳐둔 경우에는 턱을 약간 들어 머리 무게만을 이용하여 1~5분 정도 테니스공이 후두골 아래 부위를 자극하도록 한다.

두 엄지로 후두골 아래 부위를
지그시 눌러 압박한다.

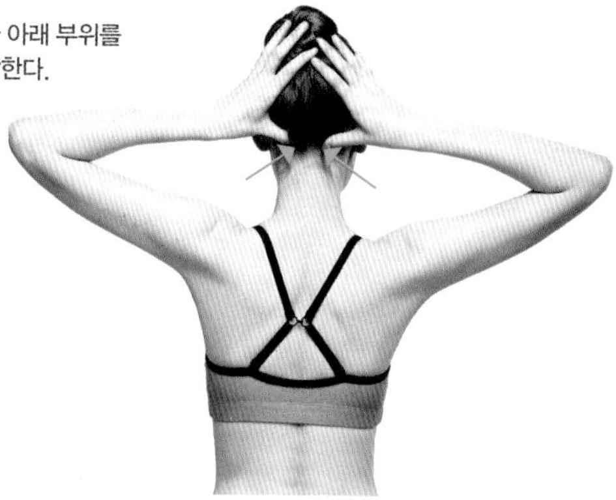

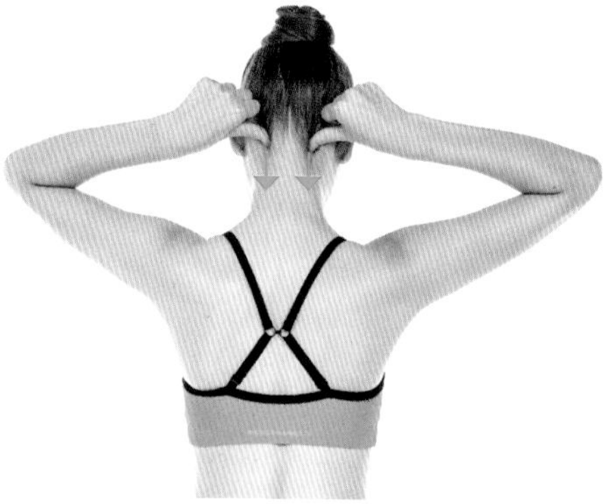

두 엄지로 후두골 아래 부위에서부터
목 아래까지 문지른다.

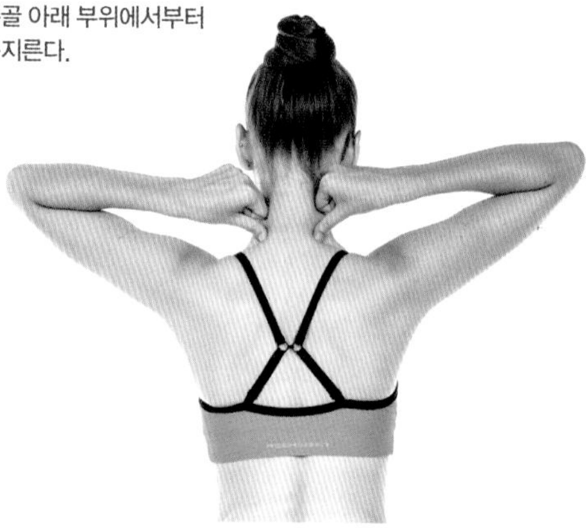

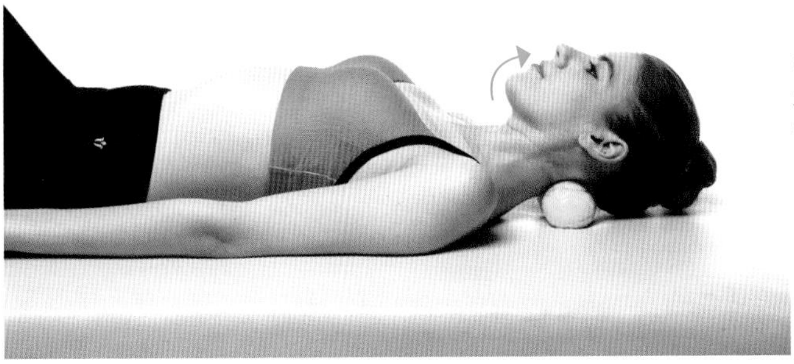

턱을 약간 들어
후두골 아래 부위를
압박한다.

03. 효과

이 부위는 후두하근이 부착해 있는 곳으로 이 근육을 이완시켜 주면 두통이 완화되는 효과가 있다.

04. 주의사항

엄지로 너무 세게 누르면 근육이 경직되어 오히려 두통을 더 악화시키는 경향이 있으니 가볍게 누르도록 한다. 테니스공을 받쳐둔 경우에도 마찬가지로 머리 무게만을 이용하여 가벼운 압박을 가해야 하며, 절대 머리에 힘을 더 가해 테니스공을 바닥으로 누르지 않도록 한다.

05. Note

위치: 이 부위는 뒷머리를 만져 내려오다 보면 머리뼈 부분이 끝나고 목 근육이 시작되는 부분으로 목과 머리의 접합 부위이다. 이 부위의 근육은 두통을 일으키는 주요 근육의 하나이다.

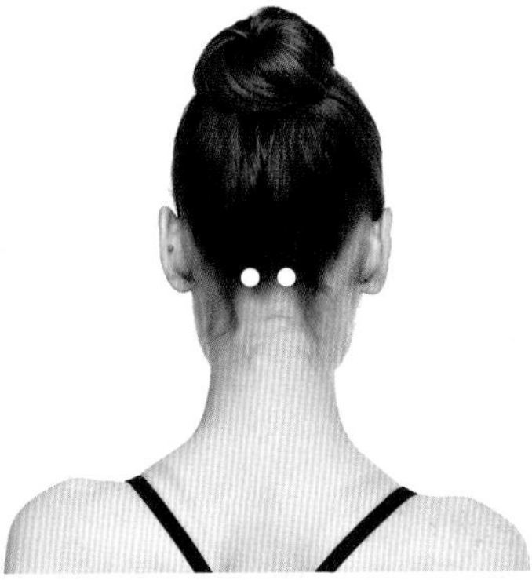

두개골 이완요법

01. 시작자세

양쪽 각 4개의 손가락을 각 뇌가 들어 있는 뇌두개의 뒤쪽 위를 덮고 있고 사각형의 편평한 뼈인 두정골 양측에 접촉시킨다. 귀 위쪽의 약간 튀어나온 부위이다.

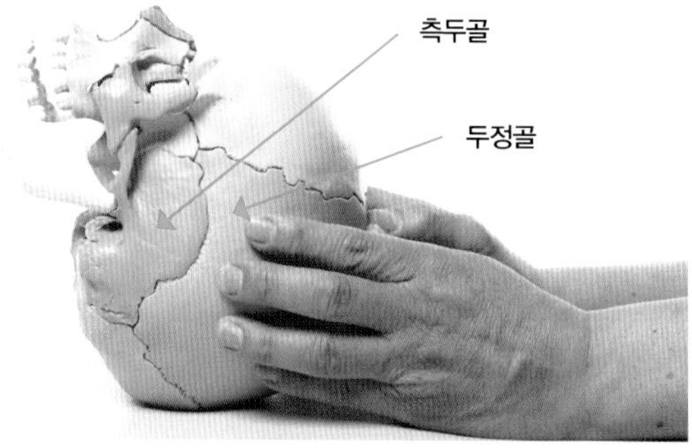

02. 동작

입을 크게 벌리면서 양쪽 각 4개의 손가락으로 두정골을 내측으로 가볍게 누른 다음 위로 부드럽게 당겨 올려 10초간 유지한다. 이 동작을 10회 반복 시행한다.

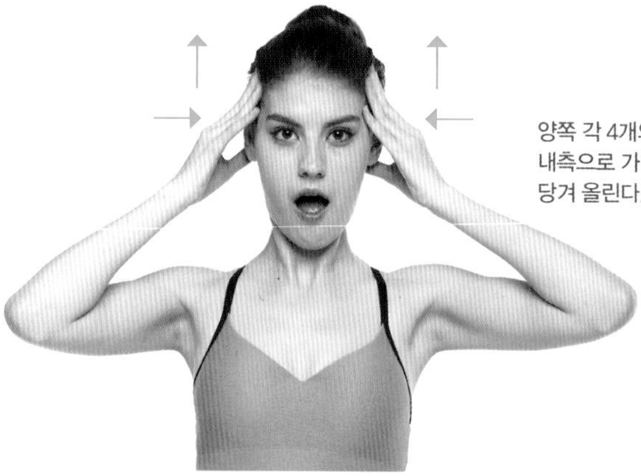

양쪽 각 4개의 손가락으로 두정골을 내측으로 가볍게 누른 다음 위로 부드럽게 당겨 올린다.

03. 효과 ◣ 두정골과 측두골 사이의 봉합선을 이완시켜 줌으로써 두통 해소에 도움이 된다.

04. 주의사항 ◣ 측두골을 누르지 않도록 주의하고 부드럽게 누르도록 한다.

05. Note ◣ 위치: 두정골은 양쪽 귀 위 끝 부위에서 상방 1인치, 전방 1인치의 부위에 위치해 있다.

3. 오십견(어깨 통증)

오십견이란?

오십대에 많이 발생한다고 하여 붙여진 오십견은 의학적 진단명으로는 동결견 및 유착성 관절낭염이다. 그러나 의학적으로 진단명 자체에 논란의 여지가 있는 것도 사실이다. 오십견의 특징은 만성적으로 어깨관절에 통증이 있고 특히 능동적 및 수동적 운동범위가 모두 감소하여 운동장애를 일으키는 것이다.

오십견의 가장 큰 증상은 어깨관절의 통증과 운동 제한이다. 흔히 누워 있는 자세에서 통증이 심하고 밤에 통증의 강도가 심해져 수면장애를 유발하기도 한다. 운동 제한은 팔을 앞, 옆, 위로 들어 올리는 자세가 어려워지고 회전, 외회전, 내회전이 제한돼 여성의 경우에 팔을 뒤로 돌려 지퍼를 올리거나 속옷을 잠그는 일도 하지 못하게 된다. 심한 경우에는 수저를 들 수도 없을 정도가 되어 일상생활이 불편해진다.

오십견을 위한 운동은 운동에 앞서 병변 부위에 온열과 냉열을 함께 가하여 근육을 먼저 이완시키고 난 후 운동을 실시하면 더욱 효과적이다.

진자운동

01. 시작자세

정상 팔을 테이블이나 의자 위에 올려 놓고 오십견으로 통증이 있는 팔에 가벼운 아령이나 물건을 든 채 혹은 맨손으로 팔을 테이블 아래로 늘어뜨려 놓는다.

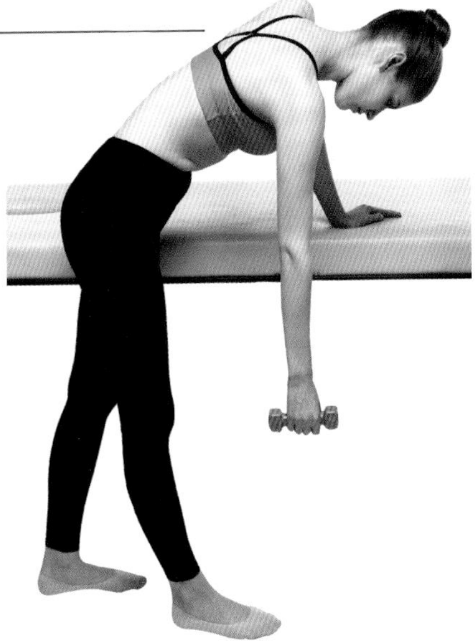

02. 동작

팔을 전후 좌우로 흔들고 나서 양 방향(바깥쪽과 안쪽)으로 원을 그리는 동작을 한다. 각 동작을 20회씩 반복 시행한다.

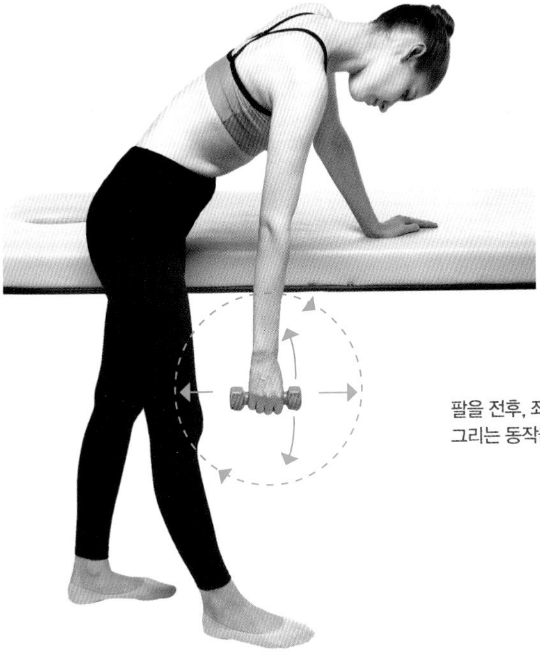

팔을 전후, 좌우로 흔들고 원을 그리는 동작을 한다.

03. 효과

어깨관절에 가동성을 증가시켜 관절낭의 흡착을 풀어주는 효과가 있다.

04. 주의사항

팔을 흔들 때 어깨 근육을 사용해 흔들지 않고 팔이 허공에서 진자가 움직이듯이 흔들거리는 동작이어야 한다.

05. Note

팔 흔드는 각도를 점차 증가시켜 가면서 운동을 하면 더 큰 효과를 볼 수 있다.

막대기를 이용 회전운동

01. 시작자세

의자에 앉아 양팔을 90도로 굽혀놓은 상태로 막대기를 잡는다.

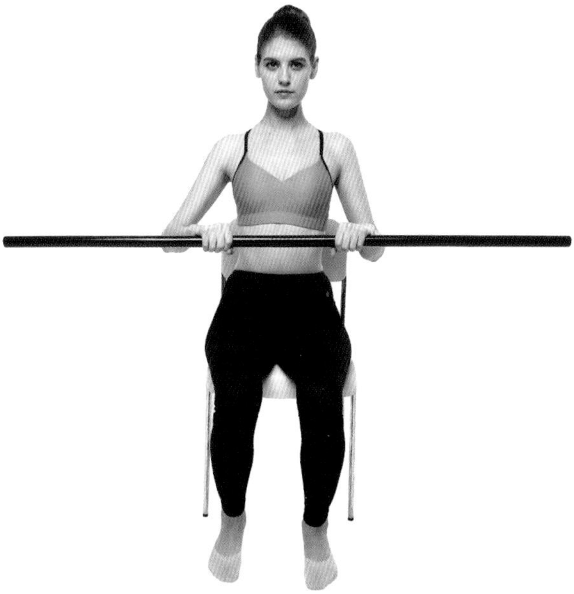

02. 동작

오십견이 있는 팔은 가만히 두고 정상 팔로 막대기를 좌측, 우측으로 밀었다가 당겨 병변이 있는 팔에서 각 방향으로 회전 동작이 일어나도록 한다. 이 동작을 각 방향으로 20회씩 반복 시행한다.

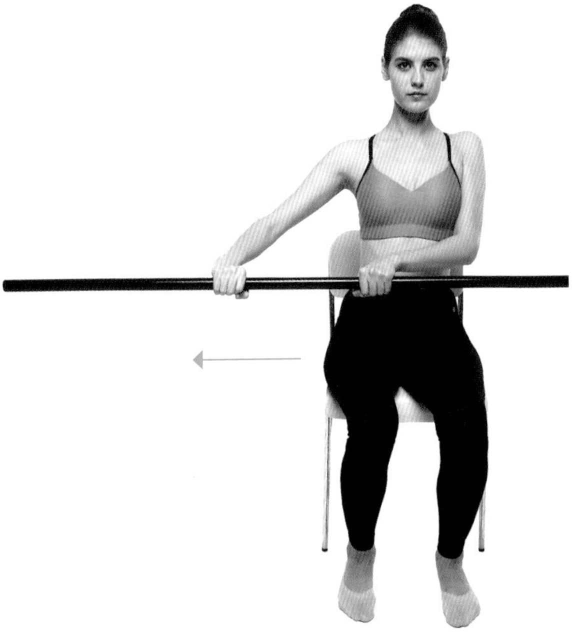

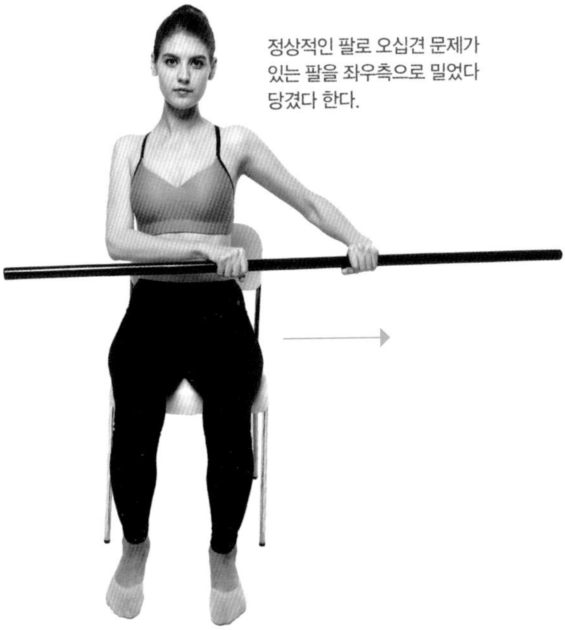

03. 효과 어깨관절에 가동성을 증가시켜 관절낭의 흡착을 풀어주는 효과가 있다.

04. 주의사항 몸에서 보상작용으로 회전이 일어나지 않도록 하고 통증이 나타나지 않는 가동범위까지 동작을 가하도록 한다.

05. Note 선 자세에서 상체를 앞으로 굽히고 양팔을 늘어뜨린 상태에서도 이 운동을 하도록 한다.

팔 들어올리기

제1동작

01. 시작자세

바닥에 바로 누워 정상 팔의 손으로 오십견이 있는 팔의 손목을 잡고 천장을 향해 들고 있는 자세를 취한다.

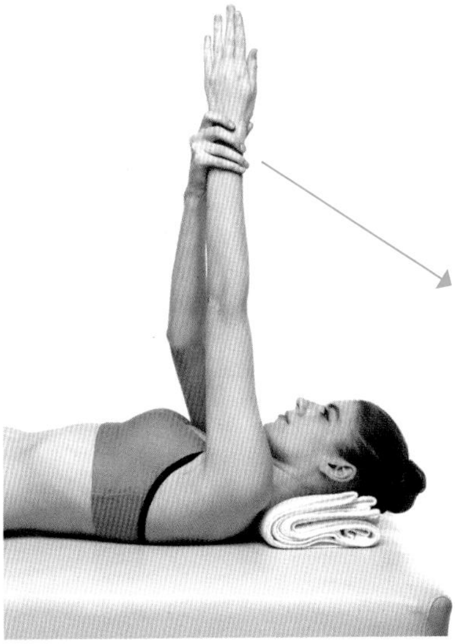

02. 동작

정상 팔의 손으로 오십견이 있는 팔의 손목을 잡고 머리 위로 들어 올려 10초간 유지한 후 다시 제자리로 내린다. 이 동작을 10회 반복 시행한다.

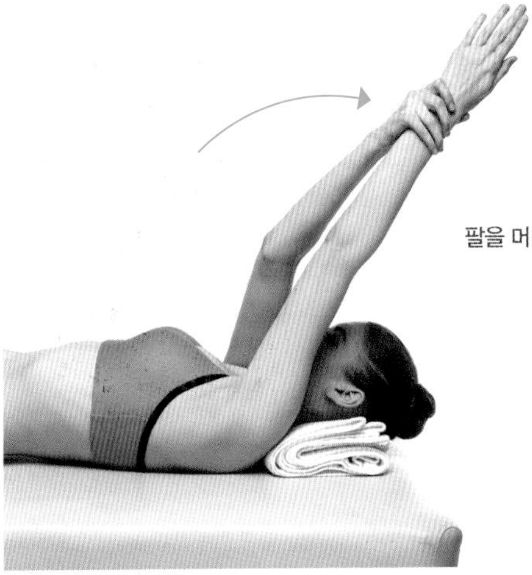

제2동작

01. 시작자세

바닥에 바로 누워 양손을 깍지 껴서 머리 아래에 두고 팔꿈치가 천장을 향해 오므려 있는 자세를 취한다.

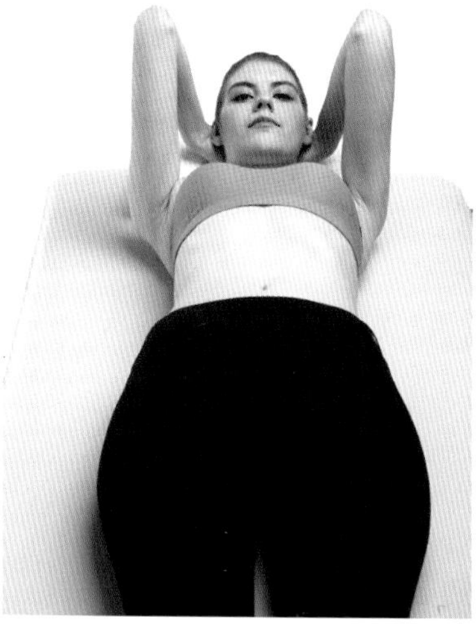

02. 동작

올린 팔을 바닥으로 내려 10초간 유지한 후 다시 제자리로 올린다. 이 동작을 10회 반복 시행한다.

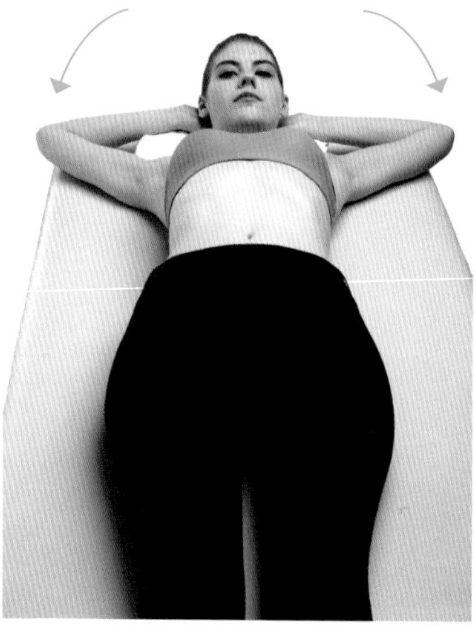

올린 팔을 바닥으로 내린다.

03. 효과 어깨관절에 가동성을 증가시켜 관절낭의 흡착을 풀어주는 효과가 있다.

04. 주의사항 몸에서 보상작용으로 회전이 일어나지 않도록 주의한다.

05. Note 제1동작에서 처음 시작할 때나 동작이 힘들 때에는 병변이 있는 팔의 팔꿈치를 굽혀서 시작하는 것도 좋은 방법이다.

전방 스트레칭 – 질환별

01. 시작자세

바로 서거나 앉은 자세에서 오십견 문제가 있는 팔을 들어 올려 손을 반대편 어깨에 올려놓고 정상 쪽 손으로 반대편 팔의 팔꿈치를 잡고 있는 상태에서 시작한다.

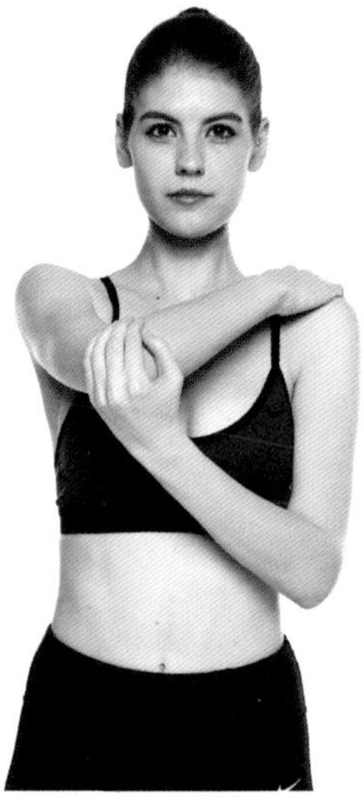

02. 동작

정상 쪽 손으로 오십견이 있는 팔의 팔꿈치를 잡아당겨 좀 더 수평 내전시킨 상태에서 10초간 유지한 후 시작자세로 되돌아온다. 이 동작을 10회 반복 시행한다.

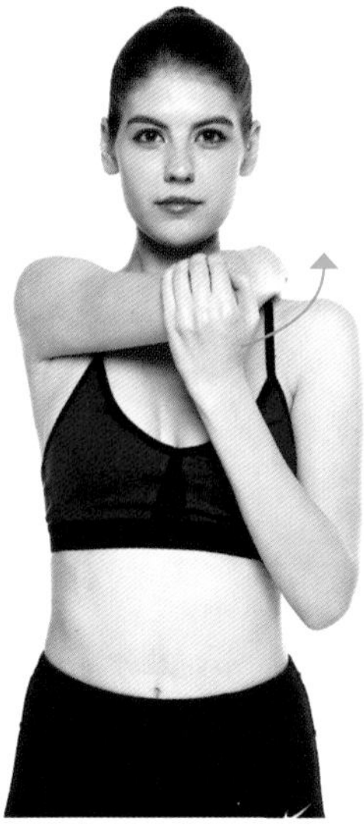

오십견이 있는 팔을 수평 내전시킨다.

03. 효과

어깨 후방 관절낭을 스트레칭 시켜 흡착을 풀어주고 어깨의 가동성을 증대시켜 주는 효과가 있다.

04. 주의사항

오십견 3단계(흡착이 심한 경우)에서는 이 운동을 피하는 것이 좋다.

05. Note

뜨거운 물로 샤워를 하는 중에 이 운동을 하면 더 좋은 효과를 볼 수 있다.

후방 스트레칭

01. 시작자세

상체와 어깨를 이완시켜 놓고 바로 서서 양팔을 몸 뒤로 두고 정상 팔의 손으로 병변이 있는 팔의 손목을 감싸 쥔 자세를 취한다.

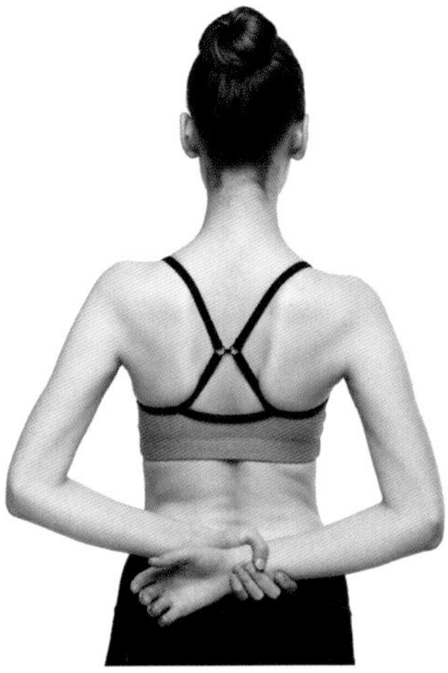

02. 동작

정상 팔의 손으로 병변이 있는 팔의 손목을 부드럽게 잡아당기면서 위로 들어 올려 10초간 유지한 후 이완시킨다. 이 동작을 10회 반복 시행한다. 손으로 하기에 어려움이 있다면 수건을 이용해 할 수도 있다.

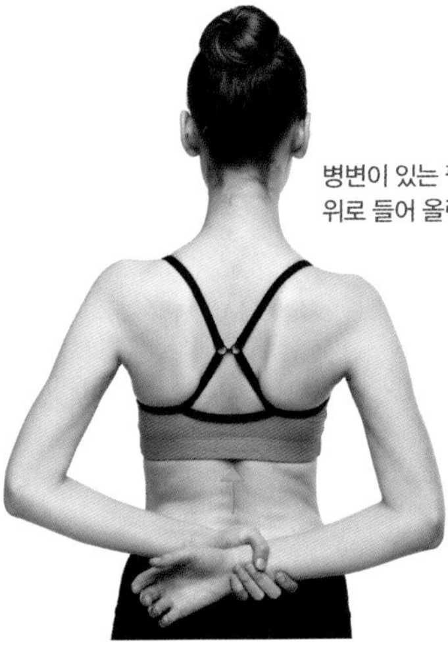

시작자세

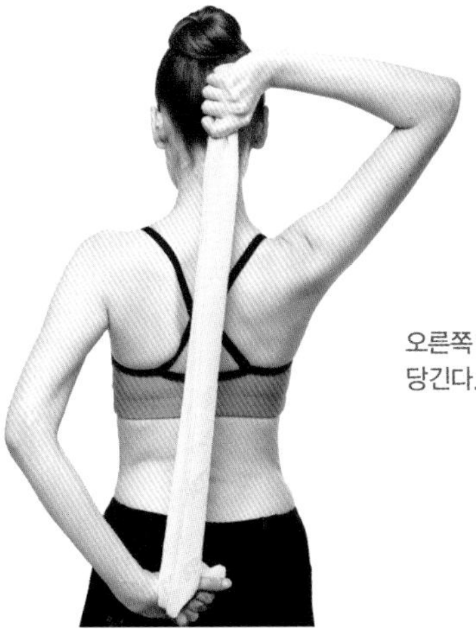

오른쪽 손을 머리 위로 당긴다.

동작

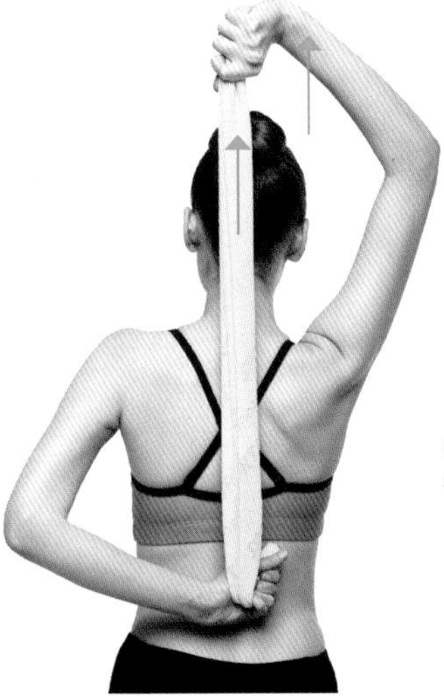

이 자세를 10초간 유지한다.

〈수건을 이용한 후방 스트레칭〉

03. 효과

어깨 전방 관절낭을 스트레칭 시켜 흡착을 풀어주고 어깨의 가동성을 증대시켜 주는 효과가 있다.

04. 주의사항

오십견 3단계(흡착이 심한 경우)에서는 이 운동을 피하는 것이 좋다.

05. Note

따뜻한 물로 샤워를 하는 중에 이 운동을 하면 더 좋은 효과를 볼 수 있다.

4. 요골신경 통증(팔의 외측 부위 저림)

요골신경(Radial nerve)이란?

요골신경은 경추 5번에서 흉추 1번으로부터 파생되어 나온 신경으로 팔 아래 바깥쪽에 위치해 목에서부터 팔의 뒤 부분을 타고 내려와 팔꿈치, 손목과 손가락을 펴는 기능을 한다.

요골신경에 손상이 생기면 팔의 외측 부위에서 통증과 감각이 나타나기 시작하면서 손등과 엄지, 검지 및 중지 부위에까지 그 증상이 확장된다. 이 질환이 심해지면 손목을 펴는 힘이 약해지고 나중에는 아예 손목이 아래로 축 처져 있는 현상이 나타나는데, 이를 손목 드롭(wrist drop)이라고 한다.

요골신경이 손상을 일으키는 원인은 가장 흔한 경우로 목 디스크를 들 수 있으며, 드물게는 팔의 골절상으로 인해 나타나기도 한다. 그 외 근육이나 신경 자체의 긴장과 손목관절의 기능부전으로 나타나기도 하나, 흔히 일상생활에서 손목을 과다하게 사용함으로써 발생하기도 한다.

요골신경 스트레칭

01. 시작자세

바로 서거나 앉은 자세에서 시작한다.

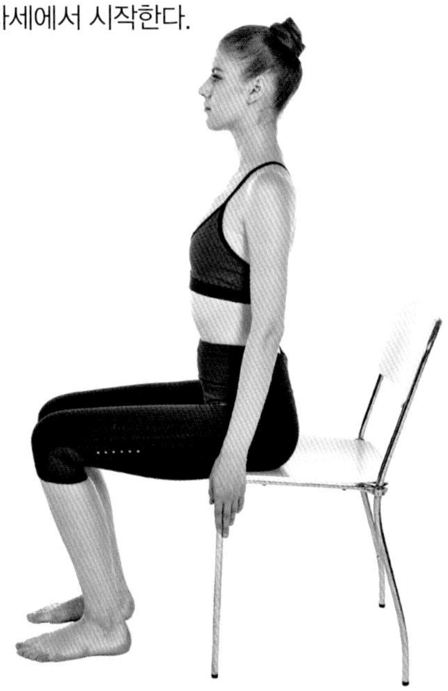

02. 동작

병변이 있는 팔을 최대한 내회전시키고 손목을 굽힌 채 약간 늘어뜨린다. 머리는 반대편으로 기울이고 어깨가 따라 올라가지 않도록 반대편 손으로 어깨를 잡아 아래로 당겨 내린다. 이 자세를 10초간 유지하고 이러한 동작을 10회 반복 시행한다.

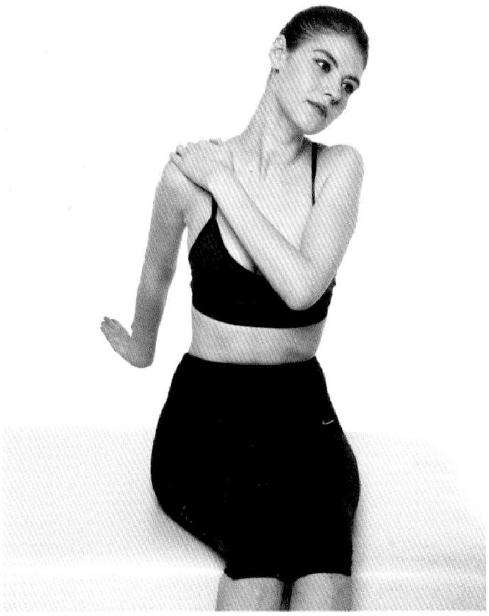

03. 효과 요골신경이 스트레칭 되면서 이완되어 그 기능이 원활해진다.

04. 주의사항 너무 과다하게 스트레칭 시키면 오히려 신경에 손상이 우려되므로 시간이나 강도를 점치로 증가시켜 나가도록 한다.

05. Note 본인이 직접 어깨를 아래로 당겨 내리기 힘들 경우에 보조자의 도움을 받으면 수월하게 스트레칭을 실행할 수 있다.

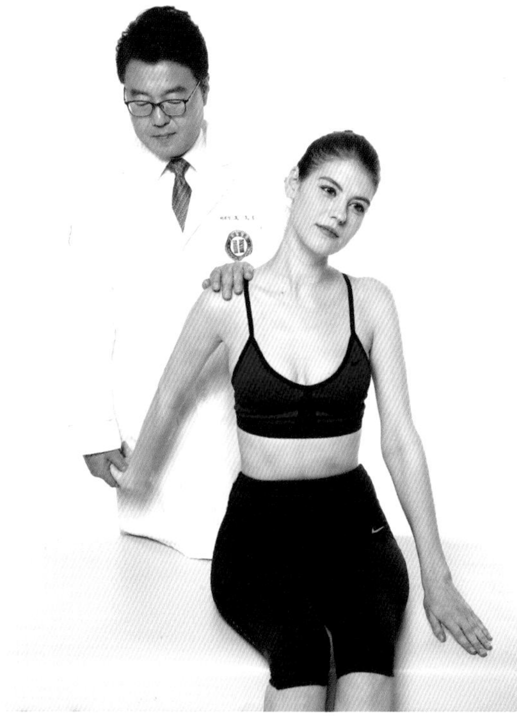

5. 척골신경 통증(팔의 내측 부위 저림)

척골신경(Ulnar nerve)이란?

척골신경은 경추 5번에서 흉추 1번으로부터 파생되어 나온 신경으로 목에서부터 팔의 내측 부위를 타고 내려와 손등과 손바닥의 내측 부위와 네 번째 및 다섯 번째 손가락을 지배한다.

척골신경에 손상이 생기면 손등과 손바닥의 내측 부위와 함께 약지와 소지 부위에까지 통증과 감각이상이 나타난다. 이 질환이 심해지면 손가락을 접는 동작의 힘이 약해지면서 젓가락 잡기가 힘들어지고 손바닥 내측 부위의 소지근에 위축이 나타나기도 한다.

척골신경은 뼈와 피부 사이의 바로 위에 위치하고 있어 외부 충격에 손상되기 쉬우며, 장시간 팔꿈치를 굽히고 있으면 척골신경이 당겨져 손상되기도 한다.

척골신경 스트레칭

01. 시작자세

앉거나 바로 선 자세에서 시작한다.

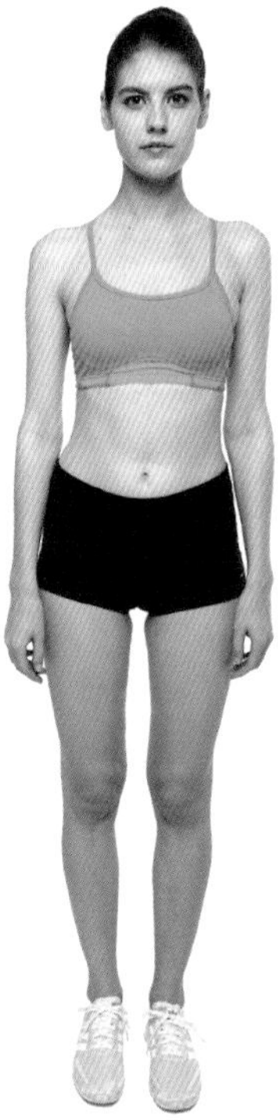

02. 동작

손바닥 귀에 대기(1단계)

병변이 있는 쪽의 팔을 굽히고 들어 올려 손바닥을 귀에 댄다. 이때 가능한 손가락이 아래 바닥을 향하도록 하는 것이 좋다. 이 자세를 10초간 유지하고 이러한 동작을 10회 반복 시행한다.

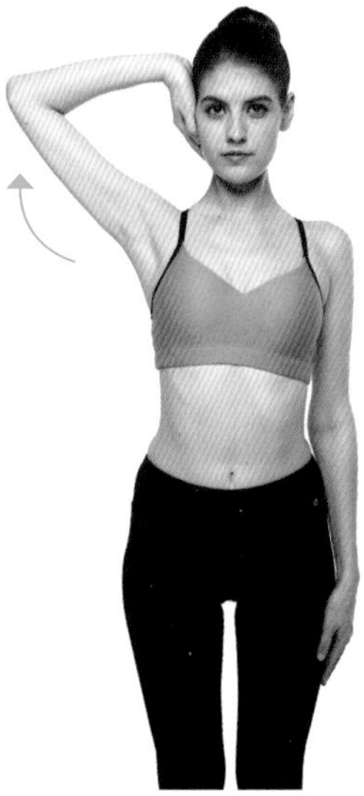

병변이 있는 팔의 손바닥을 귀에 댄다.

손바닥 귀에 대기(2단계)

팔과 손목을 1단계보다 좀 더 내측으로 돌린 상태에서 엄지와 검지를 붙여 입에다 댄다. 이 자세를 10초간 유지하고 이러한 동작을 10회 반복 시행한다.

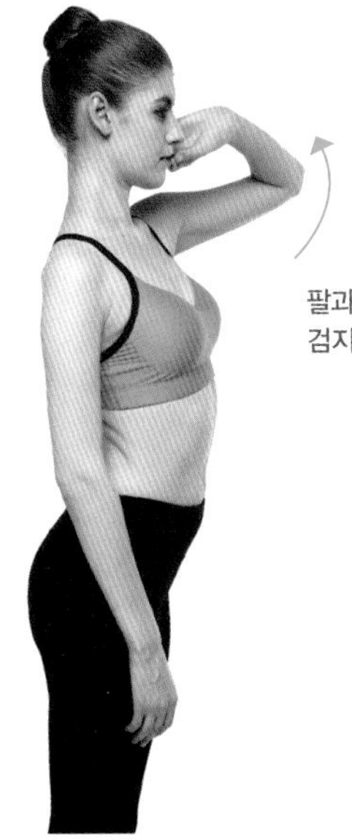

팔과 손목을 내측으로 돌리고 엄지와 검지를 붙여 입에 댄다.

손가락으로 안경 만들기(3단계)

팔과 손목을 최대한 내측으로 돌리고 엄지와 검지를 붙여 형성시킨 원을 눈에 댄다. 이 자세를 10초간 유지하고 이러한 동작을 10회 반복 시행한다.

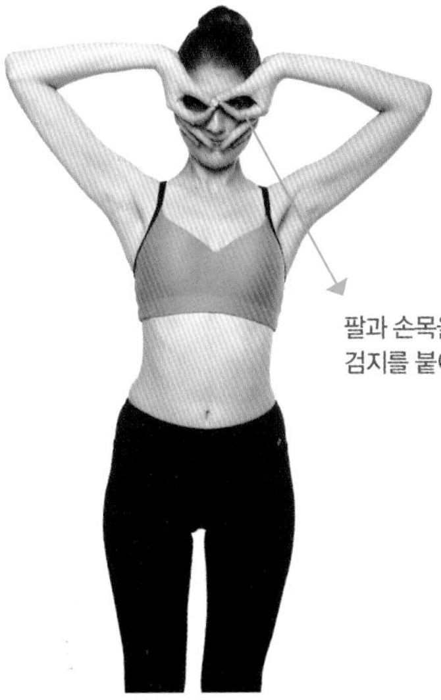

팔과 손목을 내측으로 돌리고 엄지와 검지를 붙여 눈에 댄다.

원 그리기

병변이 있는 쪽의 팔과 손목을 최대한 내측으로 돌려 머리 위로 들어 올려놓은 상태에서 시계 방향으로 원을 그린다. 팔을 10회 돌리고 3번 반복 시행한다.

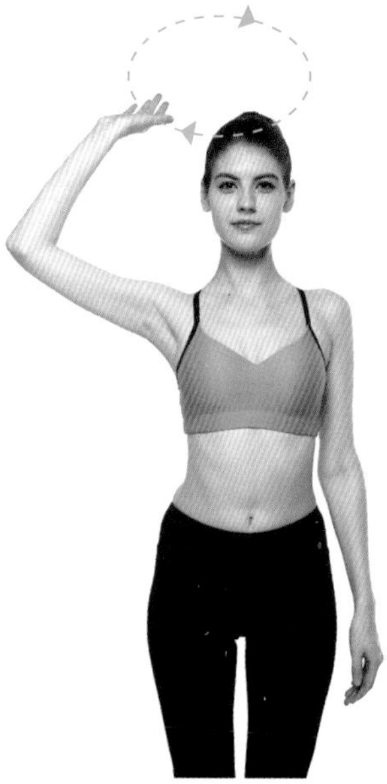

병변이 있는 팔을 머리 위로 올려 시계 방향으로 돌린다.

타월로 등 밀기

등 뒤에서 양손을 위아래로 위치시킨 상태에서 타월을 잡고 아래쪽 손으로 타월을 잡아당겨 내린다. 이때 병변이 있는 쪽의 손을 위쪽에 위치시키도록 한다. 이 자세를 10초간 유지하고 이러한 동작을 10회 반복 시행한다.

시작자세

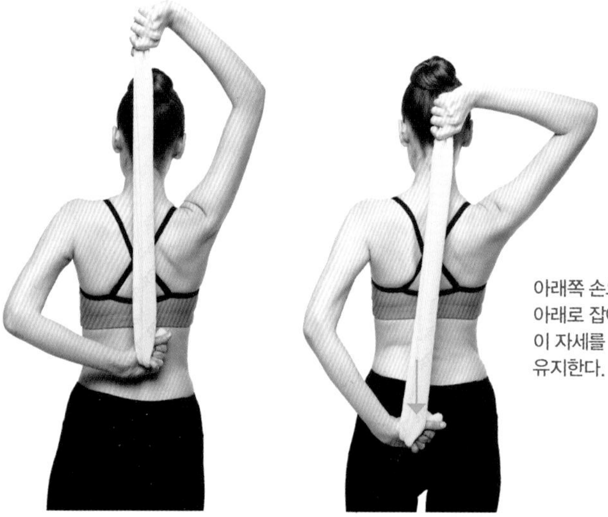

아래쪽 손으로 타월을 아래로 잡아당겨 내린다. 이 자세를 10초간 유지한다.

공 돌리기

병변이 있는 팔을 외측으로 90도 굽혀 들어 올려 공을 손바닥에 올려놓은 상태에서 시작한다. 팔을 몸 앞으로 돌려 내려와 몸의 측면 뒤쪽까지 간 다음 다시 팔을 반대로 내측으로 최대한 돌리면서 원위치로 되돌아온다. 이 동작을 10회 반복 시행한다.

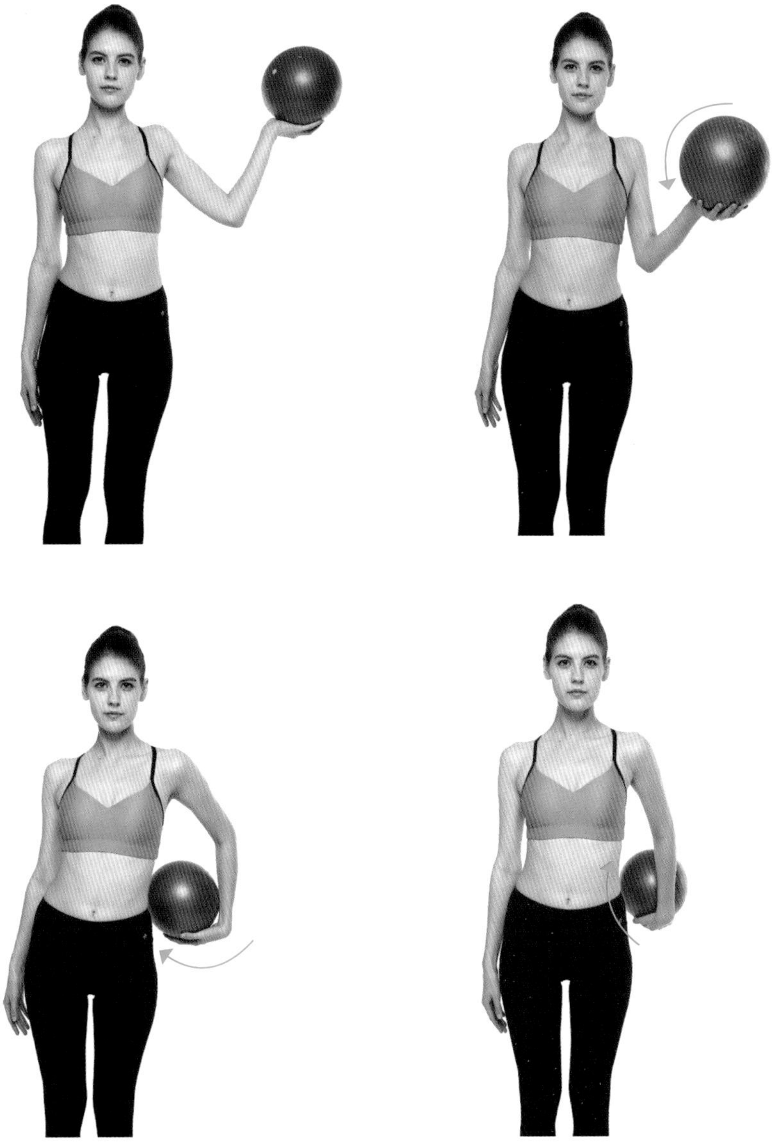

03. 효과

척골신경을 스트레칭 시켜 줌으로써 그 기능이 원활해진다.

04. 주의사항

너무 과다하게 스트레칭 시키면 오히려 신경에 손상이 우려되므로 시간이나 강도를 점차로 증가시켜 나가도록 한다.

05. Note

처음에는 다른 스트레칭 동작을 하기 전에 1~3단계의 동작(160~161 페이지)부터 시작하면 좀 더 쉽게 접근할 수 있다.

6. 정중신경 통증(손바닥 부위 저림)

정중신경(Median nerve)이란?

정중신경은 경추 5번에서 흉추 1번으로부터 파생되어 나온 신경으로 손목의 중앙 터널을 통과해 손바닥과 엄지, 검지, 중지 및 약지를 지배한다. 이 신경에 손상이 생기면 손목과 손바닥에 통증과 저림이 발생하는 수근관 증후군의 원인이 된다.

수근관 증후군이란?

우리의 손목 부위에서는 손가락을 움직이는 힘줄과 신경이 지나가는데, 이들을 둘러싸고 보호하는 일종의 관(터널)이 있다. 손으로 들어가는 정중신경이 이 수근관에 눌려 압박을 받아 손 저림, 감각저하 등의 증상이 나타나는 질환이 수근관 증후군이다.

이 질환은 중년 이후의 여성, 비만한 사람이나 노인에서 흔히 발생하지만 최근에는 주부, 미용사, 컴퓨터를 많이 사용하는 직장인 등 주로 손을 사용해 일하는 사람들에서 많이 나타난다.

대표적으로 손과 손목 통증 및 저림 증상이 나타나는데, 특히 밤에 자다가 심해져 잠에서 깨어나 손을 흔들면 그 증상이 감소하는 경우가 있다. 수근관 증후군이 심해지면 첫 3개의 손가락에서 감각이상과 근육 위축이 발생하고 손가락의 악력이 감소한다.

정중신경의 손상에 따른 수근관 증후군의 발생 원인을 살펴보면, 손목 주변의 근육이나 연부조직의 긴장과 그 외 손목관절의 기능부전으로 인해 정중신경이 압박을 받으면서 나타나는 경우이다. 다른 질병적인 원인으로는 당뇨병이나 갑상선 저하증이 있다. 우리가 일상생활에서 청소, 설거지, 손빨래를 할 때 손목을 과다하게 사용하는 경우, 심한 운동을 하거나 물건을 들어 올릴 때 손목을 잘못 사용하는 경우로 인해 종종 나타나기도 한다.

정중신경 스트레칭

01. 시작자세

앉거나 바로 선 자세에서 시작한다.

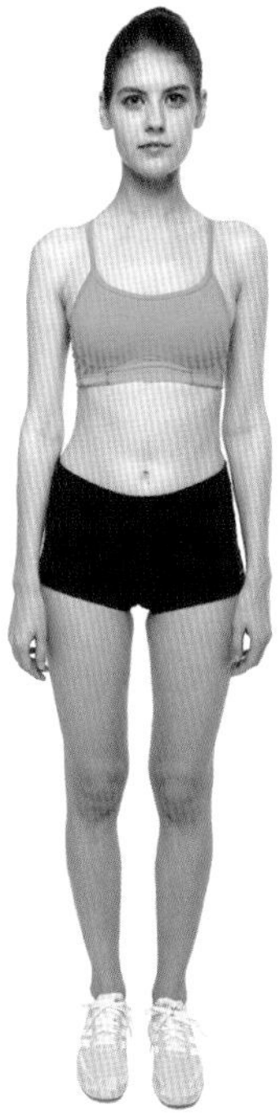

02. 동작

기도 자세(1단계)

양손의 손바닥을 가슴 위 부위에서 서로 마주 붙인 상태에서 손바닥에 압박을 가하면서 가슴 아래로 밀어 내린다. 이 자세를 10초간 유지하고 이러한 동작을 10회 반복 시행한다.

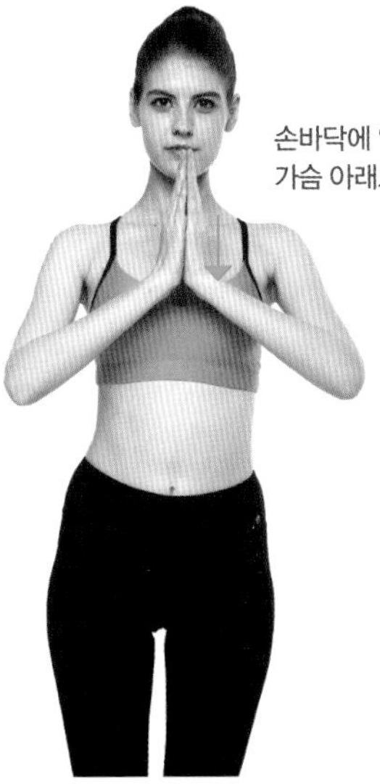

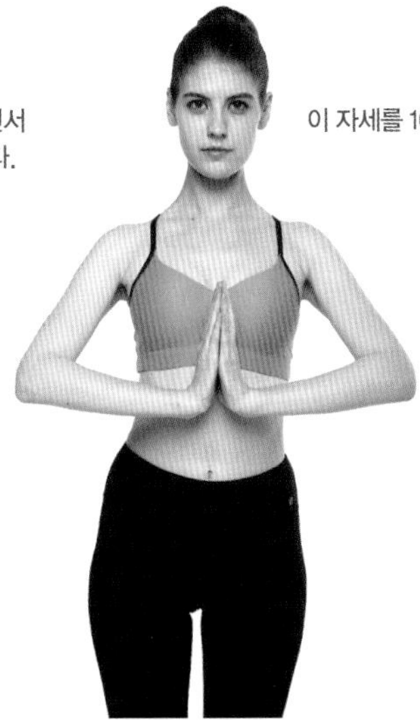

손 당기기(2단계)

병변이 있는 팔을 전방으로 들어 올려 손가락 끝이 바닥을 향하도록 최대한 외측으로 돌린 상태에서 다른 쪽 손으로 병변이 있는 팔의 손가락을 잡고 가슴 쪽으로 잡아당긴다. 이 자세를 10초간 유지하고 이러한 동작을 10회 반복 시행한다.

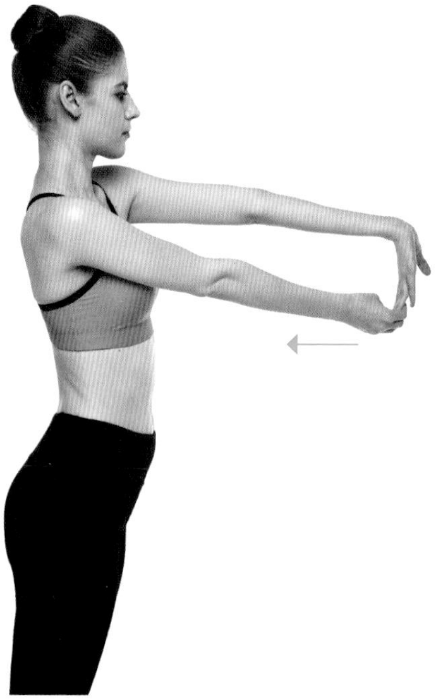

벽 밀기(3단계)

벽에 병변이 있는 팔의 손바닥을 붙이고 손목을 돌려 손가락이 아래쪽을 향하도록 한 후 가볍게 벽을 밀어준다. 이때 머리는 반대편으로 기울인다. 이 자세를 10초간 유지하고 이러한 동작을 10회 반복 시행한다.

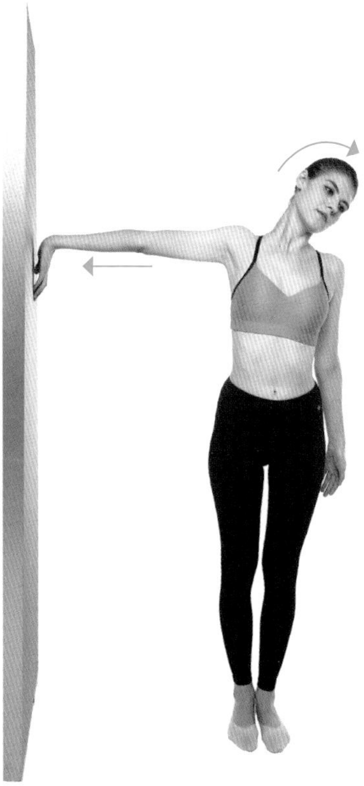

03. 효과

척골신경, 정중신경과 손목 굴근이 함께 스트레칭 되면서 그 기능이 원활해진다.

04. 주의사항

너무 과하게 스트레칭 시키면 오히려 신경에 손상이 우려되므로 시간이나 강도를 점차로 증가시켜 나가도록 한다.

05. Note

스트레칭 운동은 단계별로 1단계부터 시작하여 3단계로 순차적으로 진행하도록 한다.

7. 골프 엘보(팔꿈치 내측 부위 통증)

골프 엘보란?

내상과염이라고도 불리는 골프 엘보는 한마디로 팔꿈치 안쪽의 튀어나온 뼈에 염증이 생겨 통증이 오는 것을 말한다. 팔꿈치관절과 팔에 무리한 힘이 반복적으로 주어질 때 많이 발생하고 주로 골프를 치는 사람들에게 많이 나타난다 하여 골프 엘보라고 이름 붙여졌지만, 골프와는 상관없이 집안일을 많이 하는 경우나 팔을 많이 사용하여 일을 하는 경우에도 빈번하게 발생한다.

25세 이상에서 40대까지 발병률이 가장 높고 더 큰 질환으로 발전하지는 않지만 자주 재발되어 일상생활에 불편을 주는 질환이다. 원인은 팔을 많이 사용하기 때문이다. 팔과 손을 많이 사용하면 근육과 힘줄에 무리가 생겨 염증이 일어나는 것이다. 증상은 팔꿈치 안쪽의 통증이나, 경우에 따라 통증이 손목과 손가락까지 타고 내려가기도 한다. 손목이나 손가락을 굽히거나 접을 때 통증이 증가한다.

골프 엘보 스트레칭

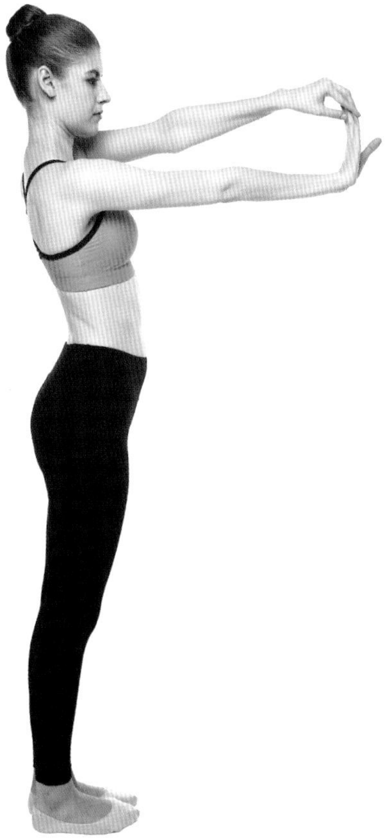

01. 시작자세

앉거나 바로 선 자세에서 통증이 있는 팔을 앞으로 쭉 펴고 손바닥을 펴서 신전시켜 손가락이 천장을 향하게 한 다음 다른 쪽 손으로 손가락을 감싸 쥔 상태에서 시작한다.

02. 동작

통증이 있는 쪽의 손을 부드럽게 뒤로 당겨 올려 늘여준 상태에서 10초간 유지한다. 이 동작을 5회 반복 시행한다.

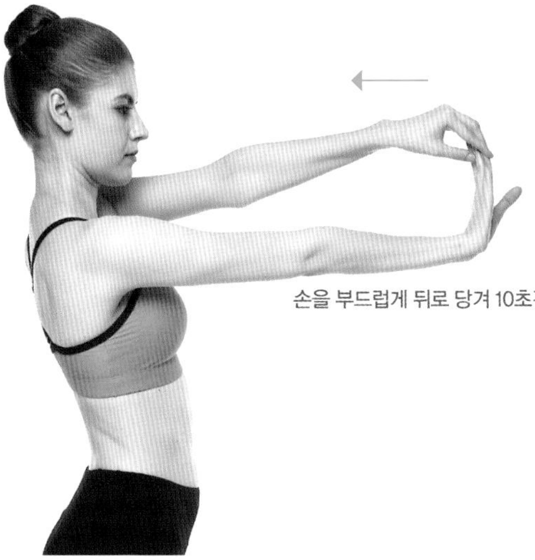

손을 부드럽게 뒤로 당겨 10초간 유지한다.

03. 효과

척골신경, 정중신경과 손목 굴근이 함께 스트레칭 되면서 그 기능이 원활해진다.

04. 주의사항

손을 너무 과도하게 당기지 않도록 한다.

05. Note

일상생활 속에서 팔을 굽혀 손바닥을 얼굴에 대고 옆으로 누운 자세를 취하면 손목 굴근이 스트레칭 된 상태를 만들 수 있다. 증상이 심하거나 어쩔 수 없이 일을 해야 하는 경우에는 보조기를 착용하는 것도 추천할 만하다.

손목 신전 스트레칭

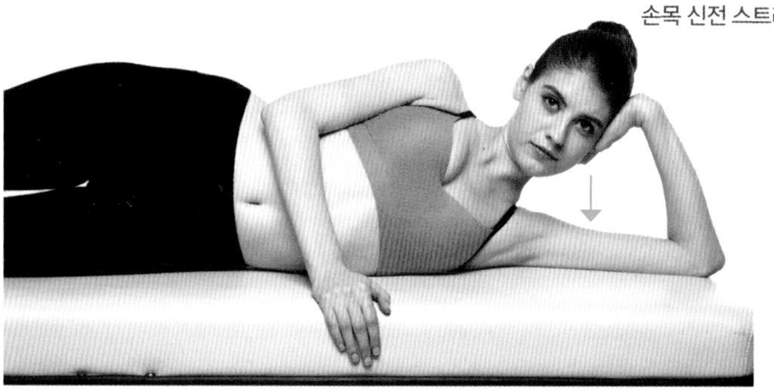

골프 엘보에 도움이 되는 보조기를 착용한 모습

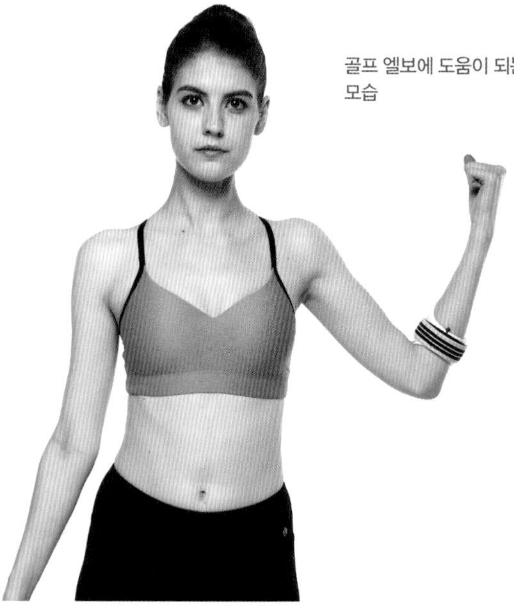

골프 엘보 강화 운동

01. 시작자세

통증이 있는 팔을 손바닥이 천장을 향하도록 돌려 손목 이하 손이 테이블 바깥에 위치하게 테이블에 올려놓은 다음 1kg 정도의 아령을 들고 손목을 완전히 몸 쪽으로 굽힌 상태에서 시작한다.

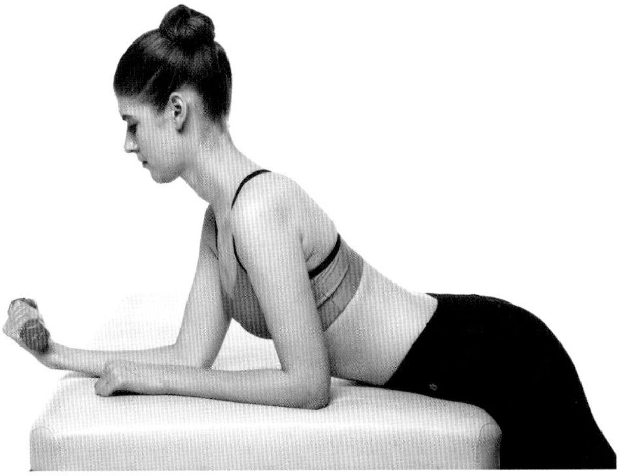

02. 동작

천천히 손을 테이블 아래로 바닥을 향해 내려준 다음 반대편 손으로 아령을 잡은 손을 들어 올려 시작자세로 되돌아온다. 이 동작을 10회 반복 시행한다.

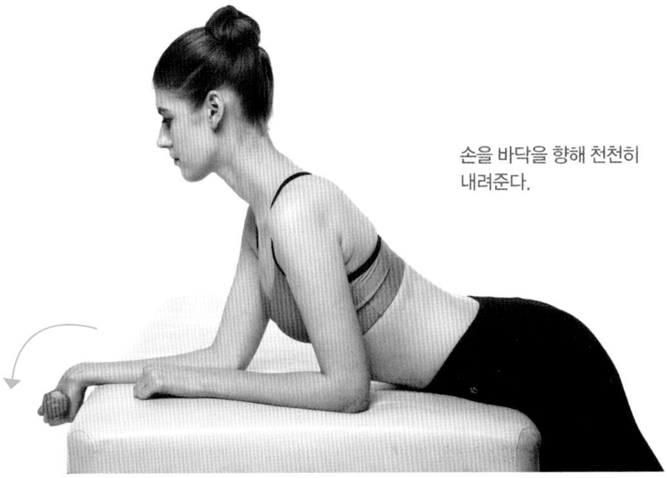

손을 바닥을 향해 천천히
내려준다.

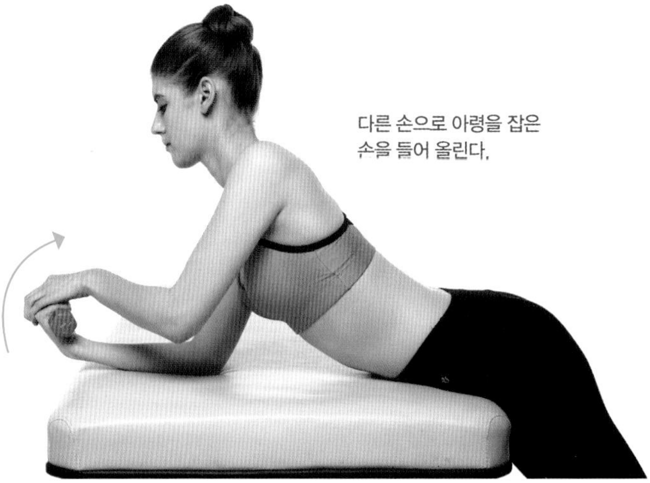

03. 효과 ▶ 손목 신근을 강화하고 아울러 굴근을 스트레칭 시켜 주는 운동으로 골프 엘보의 치료는 물론 재발 방지에도 효과가 좋다.

04. 주의사항 ▶ 손목을 굽힐 때 손목 굴근에 힘이 가해지지 않도록 주의한다.

05. Note ▶ 손목 굴근 마사지와 함께 실시하면 더욱 효과적이다.

골프 엘보 자가 마사지

01. 시작자세

앉은 자세에서 테이블 위에 통증이 있는 팔을 손바닥이 천장을 향하게 한 채 올려놓고 반대편 손의 엄지를 제외한 4개 손가락을 수근굴근의 내측 팔꿈치 부위에 댄다.

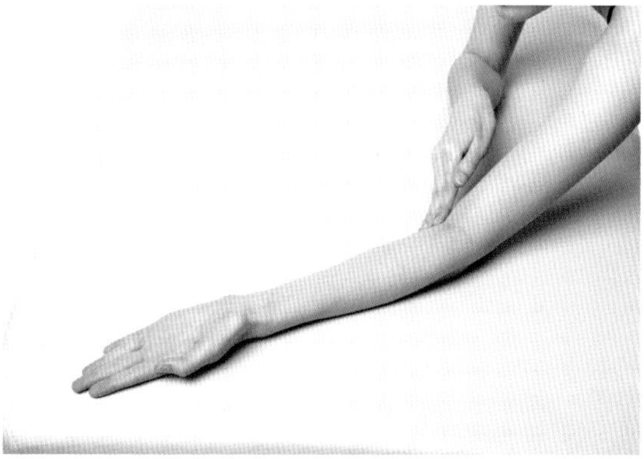

02. 동작

4개의 손가락으로 수근굴근의 내측 팔꿈치 부위를 누른 상태에서 손가락을 향해 아래로 손바닥까지 천천히 밀면서 내려간다. 이 동작을 2~3회 반복 시행한다.

손가락으로 수근굴근의 내측 팔꿈치 부위를 누른 상태에서 손바닥까지 천천히 민다.

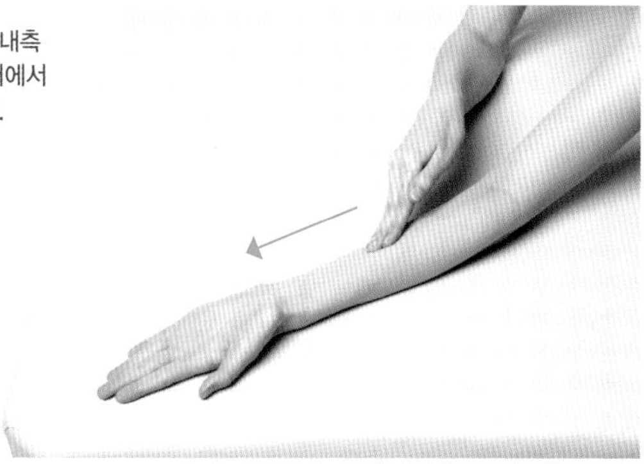

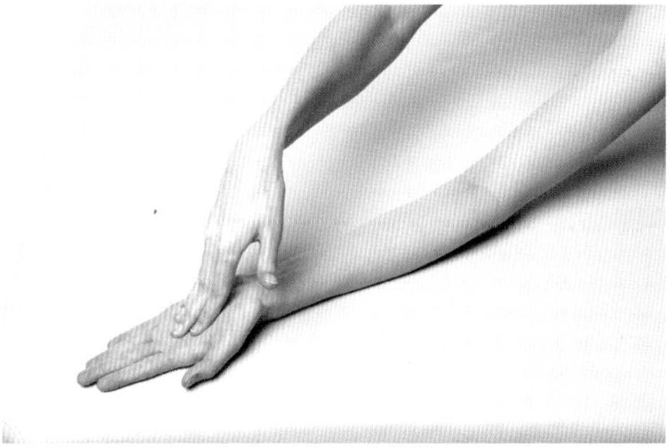

03. 효과 수근굴근을 이완시키면서 그 기능을 원활히 해준다.

04. 주의사항 근막을 이완시켜 내려갈 때 그 속도를 아주 천천히 해야 한다(1초에 1cm).

05. Note 근막을 이완시키는 과정에서 환자가 팔을 외전시킨 상태를 유지하고 있으면 더 좋은 효과를 볼 수 있다.

8. 테니스 엘보(팔꿈치 외측 부위 통증)

테니스 엘보란?

테니스 엘보는 팔꿈치 과사용 증후군의 일종으로 팔꿈치관절과 팔에 무리한 힘을 주어서 팔꿈치관절에 통증이 생기는 질환이다. 원인은 팔꿈치에서 손목으로 이어지는 뼈를 둘러싼 인대가 작은 충격이 반복되면서 부분적으로 파열되거나 염증이 생겼기 때문이다.

팔꿈치를 만져보면 동그란 2개의 돌출부가 있는데, 이 돌출부에는 손목과 손가락을 움직이는 근육과 인대가 있다. 2개의 돌출부 중 바깥쪽 돌출부의 인대에 염증이 생기는 것이 테니스 엘보이다. 팔꿈치나 손목을 많이 사용하는 사람에게 흔히 발생하고 프라이팬을 사용하는 주부들에게 많이 나타난다 하여 팬 엘보라고도 한다.

주 증상은 팔꿈치 바깥쪽 통증이다. 초기에는 통증이 약하지만 질환이 진행되면 걷잡을 수 없이 심해진다. 물건을 들어 올리거나 팔을 비트는 동작을 할 때 통증이 있고 뭔가를 짤 때 특히 통증이 심해진다.

테니스 엘보 스트레칭

01. 시작자세

앉거나 바로 선 자세에서 통증이 있는 팔을 앞으로 쭉 펴고 손바닥을 펴서 바닥을 향하게 한 다음 다른 쪽 손으로 손가락을 감싸 쥔 상태에서 시작한다.

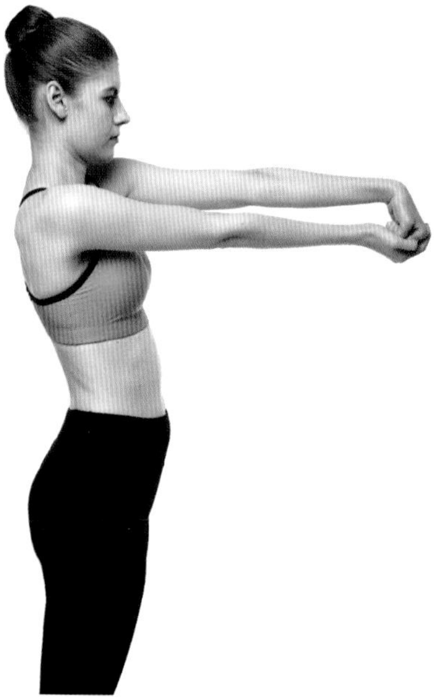

02. 동작

손가락을 감싸 쥔 손으로 부드럽게 뒤로 당겨 내려 손목을 굽혀준다. 이 자세를 10초간 유지하고 이러한 동작을 5회 반복 시행한다.

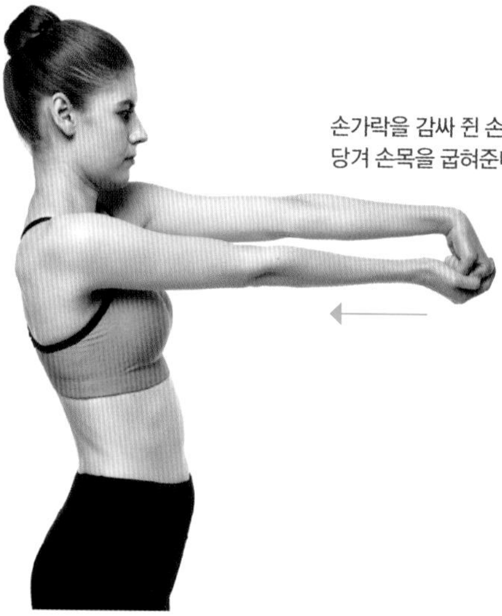

손가락을 감싸 쥔 손으로 부드럽게 뒤로 당겨 손목을 굽혀준다.

03. 효과 ▶ 요골신경과 손목 신근이 스트레칭 되면서 그 기능이 원활해진다.

04. 주의사항 ▶ 손을 너무 과도하게 당기지 않도록 한다.

05. Note ▶ 증상이 심하거나 어쩔 수 없이 일을 해야 하는 경우에는 보조기를 착용하는 것도 추천할 만하다.

테니스 엘보 강화 운동

01. 시작자세

통증이 있는 팔을 손바닥이 바닥을 향하도록 돌려 손목 이하 손이 테이블 바깥에 위치하게 테이블에 올려놓은 다음 1kg 정도의 아령을 들고 손목이 90도 각도가 되도록 위로 굽힌다.

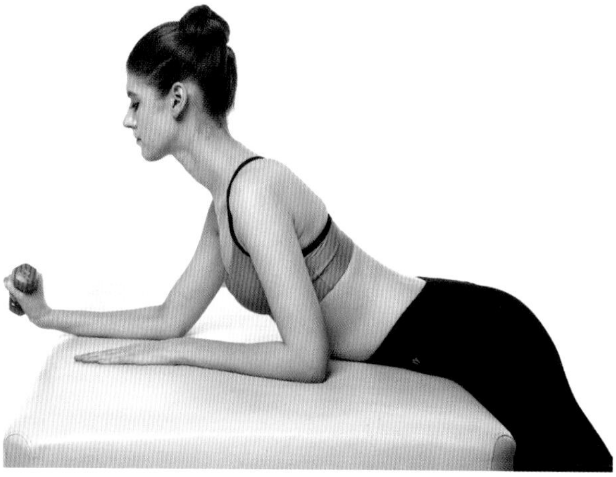

02. 동작

천천히 손을 테이블 아래 바닥을 향해 떨어뜨리듯 내린다. 손이 완전히 바닥 쪽으로 떨어진 상태에서 반대편 손으로 잡아당겨 시작자세로 되돌아온다. 이 동작을 10회 반복 시행한다.

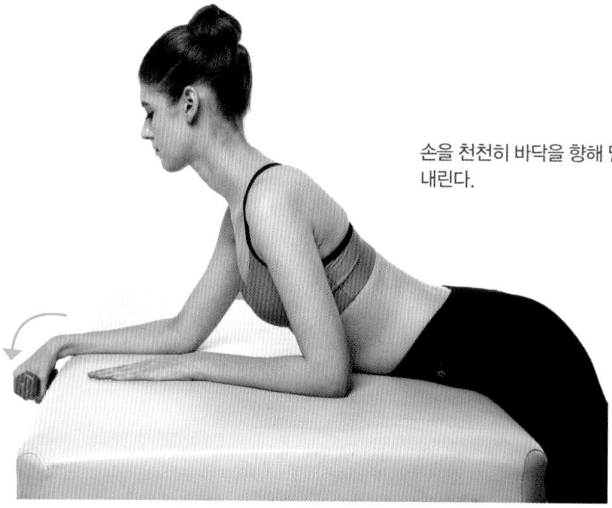

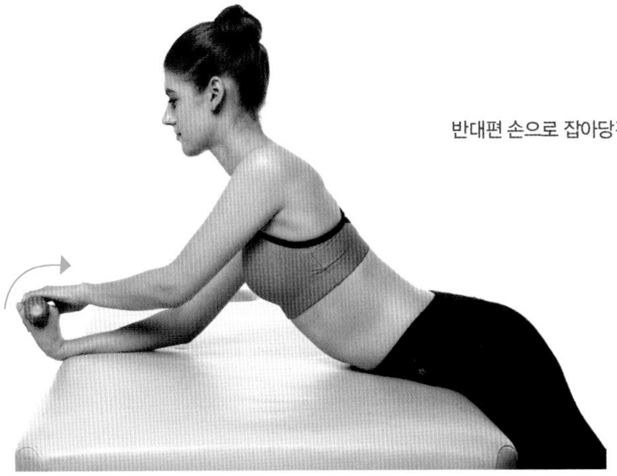

반대편 손으로 잡아당긴다.

03. 효과 손목 굴근을 강화하고 아울러 신근을 스트레칭 시켜 주는 운동으로 테니스 엘보의 치료는 물론 재발 방지에도 효과가 좋다.

04. 주의사항 손목을 신전시킬 때 손목 신근에 힘이 가해지지 않도록 주의한다.

05. Note 손목 신근 마사지와 함께 실시하면 더욱 효과적이다.

테니스 엘보 자가 마사지

01. 시작자세

앉은 자세에서 테이블 위에 통증이 있는 팔을 손등이 천장을 향하게 한 채 올려놓고 반대편 손의 엄지를 제외한 4개 손가락을 수근신근의 외측 팔꿈치 부위에 댄다.

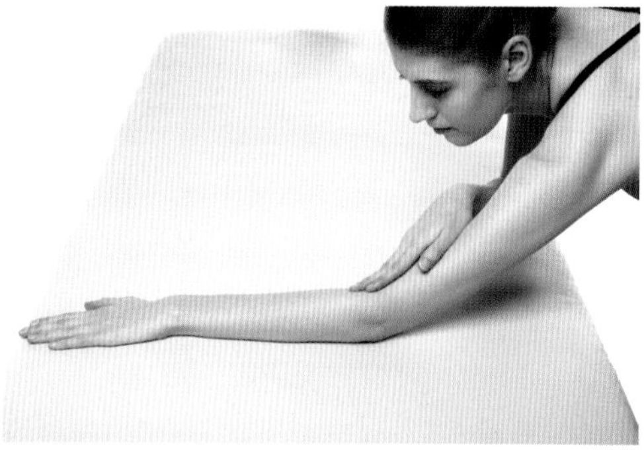

02. 동작

4개의 손가락으로 수근신근의 외측 팔꿈치 부위를 누른 상태에서 손가락을 향해 아래로 손등까지 천천히 밀면서 내려간다. 이 동작을 2~3회 반복 시행한다.

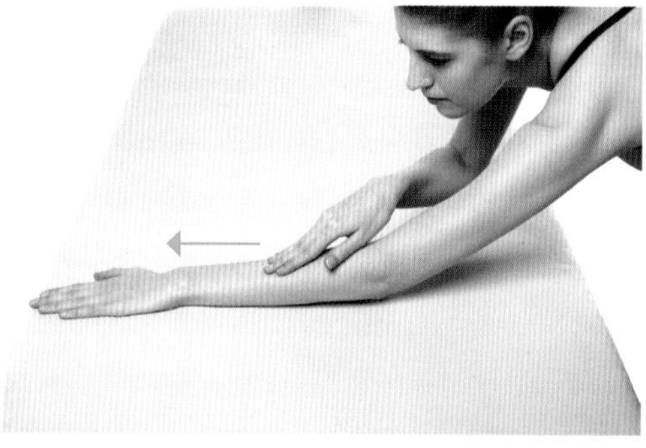

손가락으로 수근신근의 외측 팔꿈치 부위를 누른 상태에서 손등까지 천천히 민다.

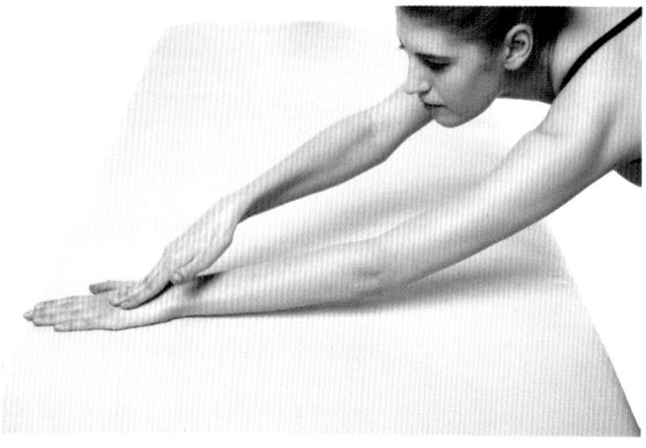

03. 효과 ▶ 수근신근을 이완시키면서 그 기능을 원활히 해준다.

04. 주의사항 ▶ 근막을 이완시켜 내려갈 때 그 속도를 아주 천천히 해야 한다(1초에 1cm).

05. Note ▶ 근막을 이완시키는 과정에서 환자가 동시에 손목의 신전, 굴곡 및 좌우측 굴곡 동작을 천천히 반복해서 해주면 더 좋은 효과를 볼 수 있다.

제11장

목 건강에 나쁜 자세와 바른 자세

베개 사용

사람은 일생에서 거의 1/3을 잠자는 시간으로 보낸다. 이처럼 길지 않은 생애에 많은 시간을 잠으로 보내도록 만들어진 것은 그만큼 수면이 우리 건강에 많은 영향을 미치기 때문이다. 수면은 낮 동안 긴장했던 몸의 피로를 풀어줄 뿐만 아니라 몸의 신진대사를 원활하게 해준다.

실제로 지속적으로 6시간 이하로 수면을 취할 경우에 면역력이 약해져 감기에 걸릴 확률이 높아진다는 연구 결과도 있다. 또한 6시간 이하로 수면을 취하는 사람은 심장질환에 노출될 확률이 48%라는 보고도 있고 비만이 될 확률도 30%나 된다는 보고도 있다. 이는 수면 부족이 식욕 호르몬인 그렐린을 증가시키고 식욕 억제 호르몬인 렙틴을 감소시키기 때문이다.

또한 우리의 뇌는 낮 동안 경험하고 학습한 것들을 수면 중에 저장하게 되는데, 수면이 부족하면 기억력이 저하된다. 그러므로 충분한 수면은 기억력 향상에 도움이 되고 치매 예방에도 효과가 있다.

숙면을 취하기 위해서는 잠자는 환경이나 자세 또한 중요하다. 특히 침대가 과학인 것처럼 우리의 머리를 받쳐주는 베개 역시 과학이어야 할 정도로 올바른 수면에 매우 중요한 부분이다. 베개는 단순히 잠잘 때 머리를 받쳐줄 뿐만 아니라 우리의 목 건강과 직결되어 있기 때문이다. 목 건강은 누차 강조했지만 척추 전체의 건강과도 밀접한 관계가 있다. 대개 잘 자고 일어났음에도 뒷목이 뻣뻣하고 어깨가 결리면서 몸이 무거우면 가장 먼저 베개가 자신과 맞는지 의심해봐야 한다.

가장 중요한 것은 베개의 높이인데, 사람마다 체형이 다르기 때문에 자신의 체형에 맞춰 베개 높이를 선택하는 것이 좋다. 일설에는 낮은 베개가 좋다고 하지만 가장 중요한 것은 자신에게 맞는 베개이다. 자신에게 맞는 베개 높이를 재기 위해서는 베개를 베었을 때 자신이 편안한 위치까지 수건 등으로 높이를 조절해 맞추면 된다.

낮은 베개를 베거나 아예 베개를 베지 않는 경우에 우리의 목에는 적신호가 켜진다. 우리 목의 경추는 C자형 커브를 유지해야 하는데, 베개가 없거나 너무 낮으면 커브를 유지할 수 없기 때문에 잠자는 동안 목에 긴장도가 높아져 근육들이 뭉치는 결과를 가져올 수 있다. 반대로 베개가 너무 높으면 목이 앞으로 꺾이면서 경추 역시 C자형 커브가 펴져 신경이나 관절 압박의 증상이 발생할 수 있다.

그러므로 베개는 목의 커브를 형성시켜 줄 수 있는 형태를 가진 것이 좋다. 베개를 두는 위치는 목 아래에 받쳐두고 머리가 뒤로 약간 젖혀지는 상태가 가장 좋다. 옆으로 누울 때에는 베개의 높이를 어깨 높이로 맞추는 것이 가장 적절하다.

바른 베개 사용법

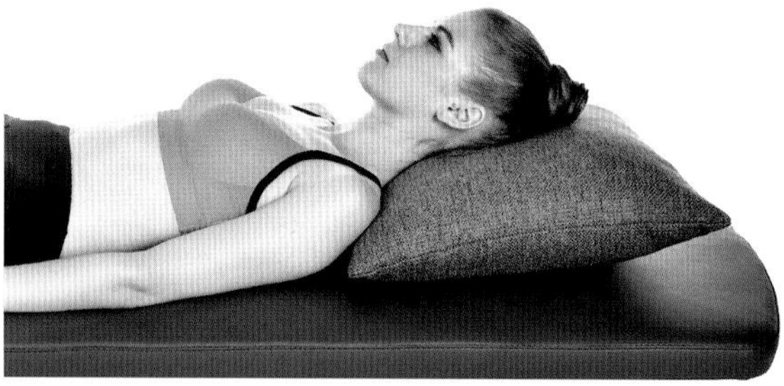

잘못된 베개 사용

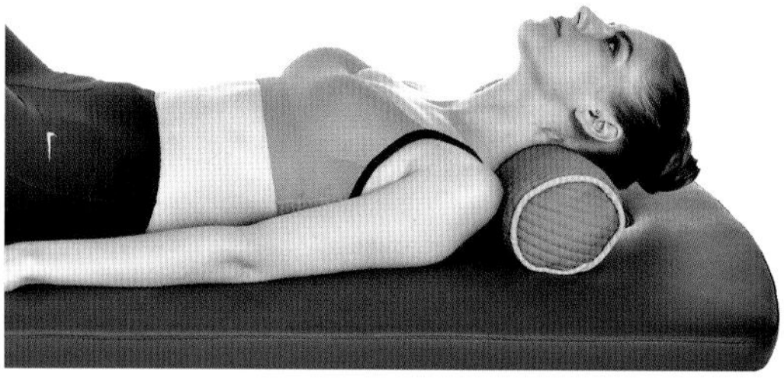

바른 베개 사용

앉은 자세

종일 책상에 앉아 작업을 하는 직장인들은 고개는 앞으로 약간 내밀고 등은 구부정한 자세인 경우가 대부분이다. 이러한 자세는 목을 비롯하여 척추 건강에 나쁜 영향을 미치기 때문에 바르게 앉는 자세가 매우 중요하다. 가장 이상적인 바른 자세는 10도 정도 허리를 뒤로 펴고 15도 정도 목을 들어 앞을 응시하는 것이다.

또한 엉덩이는 의자 깊숙이 넣고 등받이에 허리를 닿도록 하는 것이 좋은데, 이는 디스크 내부의 압력을 감소시키기 때문이다. 의자는 허리의 만곡을 고려해 등받이가 가벼운 S자 곡선을 이루고 8~10도 정도 뒤로 기울게 제작된 것이 좋다. 등받이가 직선이거나 없는 경우에는 척추의 만곡을 받쳐주지 못해 요통을 유발한다. 의자 자체가 허리를 받쳐주지 못하면 쿠션 등을 이용해 허리의 만곡 부분을 받쳐주는 것이 바람직하다. 이때 쿠션의 두께는 약 4cm 이상이면 효과적이다. 운전을 할 때에는 운전석 의자 등받이가 약 8~10도 정도 젖혀지는 것이 좋고 허리 만곡도 받쳐져야 한다.

오래 앉아 있으면 허리가 아플 경우에 받침대에 발을 올려놓는 것도 방법이다. 발은 반드시 땅에 충분히 닿아야 한다. 의자가 너무 높아 발이 땅에 닿지 않으면 허리가 등받이에서 떨어지고 그만큼 고개는 앞으로 기울어 척추 전반에 무리가 간다.

책이나 신문 등을 읽을 때에도 머리를 앞으로 숙이고 허리를 구부리지 않도록 하며, 책 받침대를 이용하거나 신문이나 책을 눈높이로 올려서 보는 것이 바람직하다.

책상에 앉은 자세

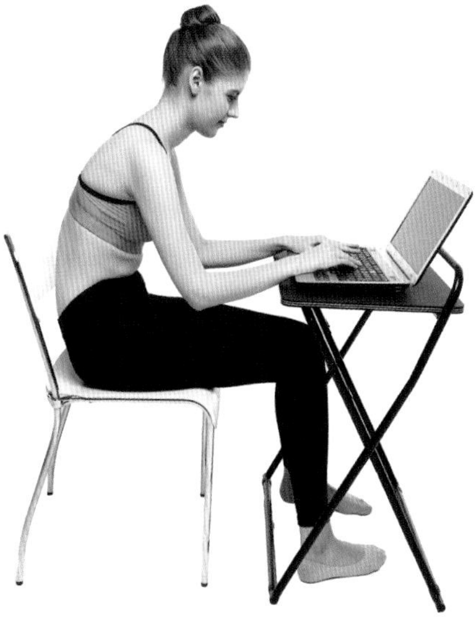

나쁜 자세

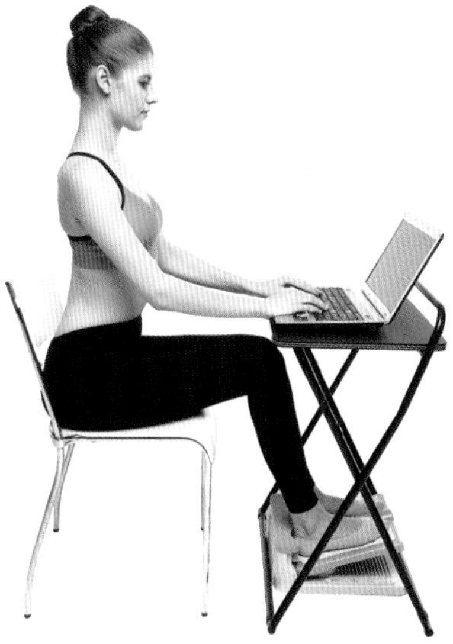

바른 자세

의자에 앉은 자세

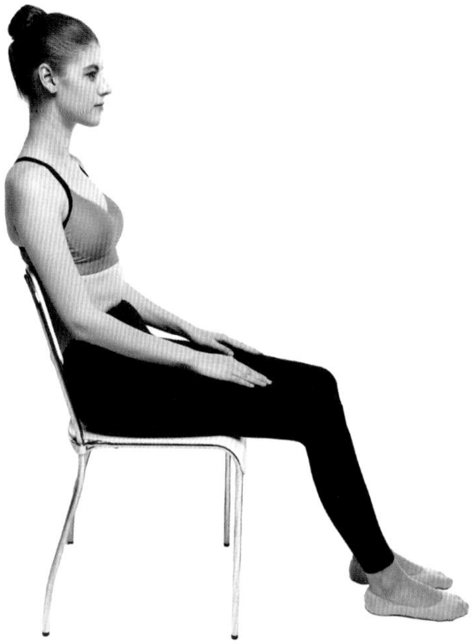

나쁜 자세

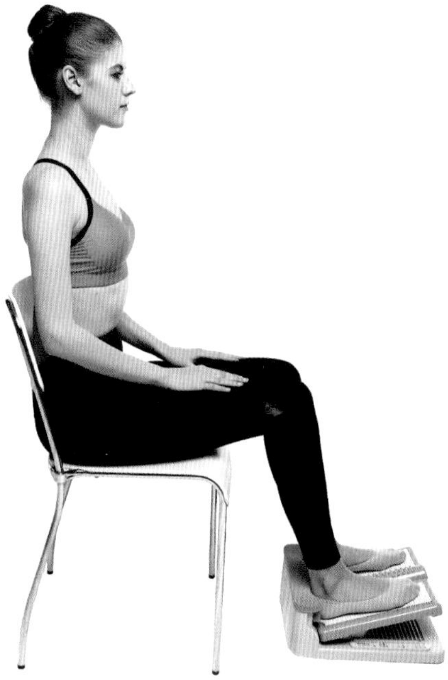

바른 자세

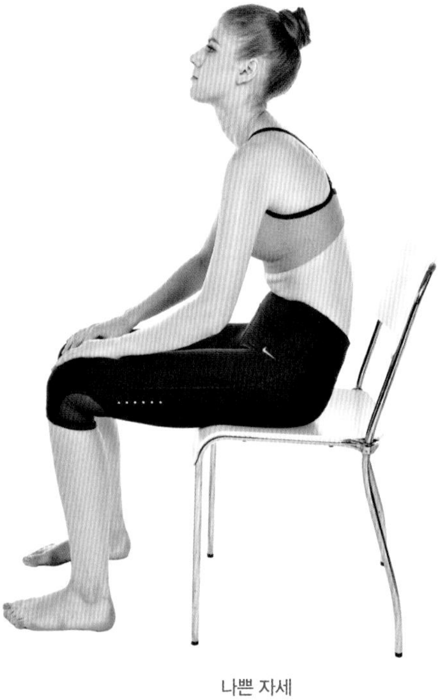

나쁜 자세

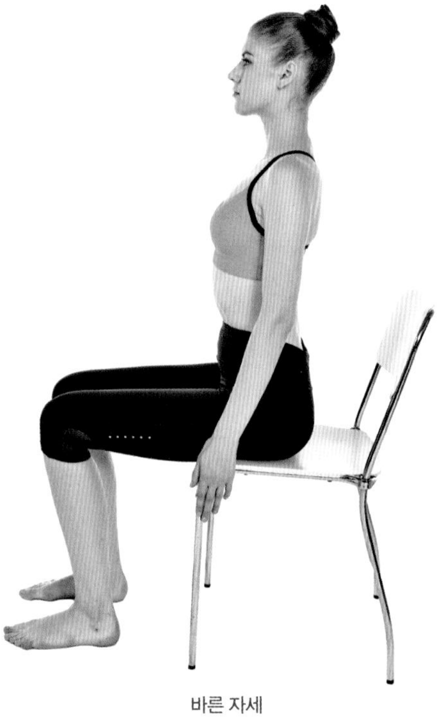

바른 자세

가방 메는 자세

올바른 가방 메기는 어린이부터 어른까지 척추 건강에 매우 중요하다. 우선 가방은 한쪽으로 메기보다 무게가 좌우로 균형 있게 분산되도록 양쪽으로 메는 것이 좋다. 한쪽으로만 가방을 메면 무게로 인해 등이 뒤로 젖혀지거나 어깨가 한쪽으로 기울고 골반의 비대칭을 초래하기도 한다. 또한 가방의 위치가 허리 아래로 처지면 척추에 부담을 주기 때문에 절대 허리 아래로 처지지 않도록 끈 조절을 해야 한다.

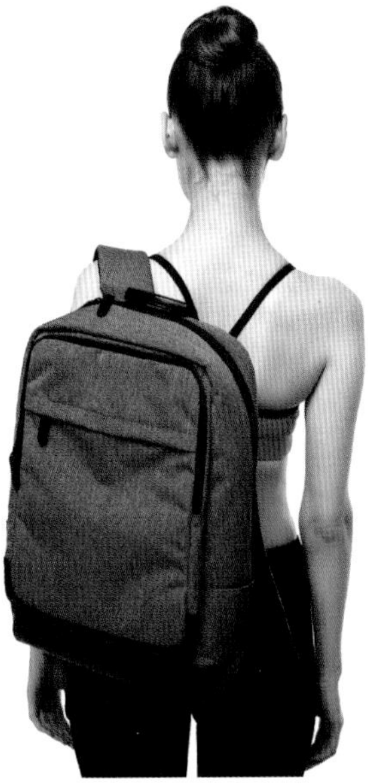

나쁜 자세

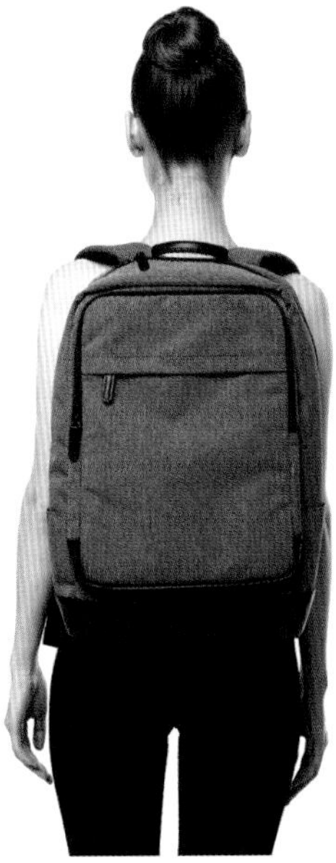

바른 자세

전화 받는 자세

우리가 평소에 일을 하면서 전화를 받을 때 무의식적으로 수화기를 어깨에 대고 머리를 숙여 고정시킨 상태에서 작업을 하는 경우가 많다. 이러한 경우에는 상승모근에 압박과 함께 수축이 일어나 어깨에 불균형을 초래할 뿐만 아니라 근육통과 함께 두통까지도 유발하게 된다.

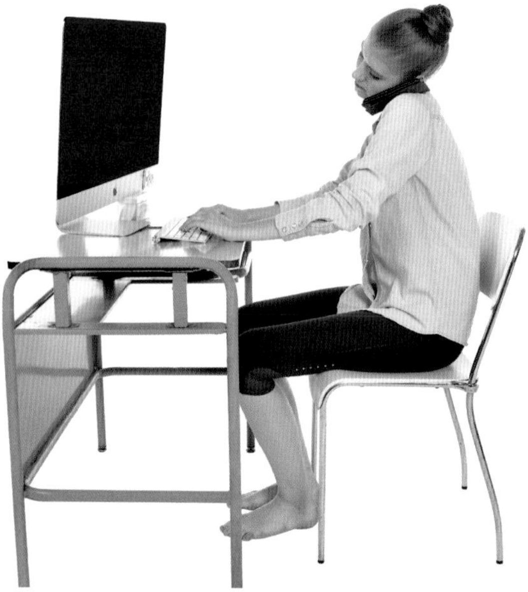